Série Gestão em Saúde (FGV)
Volume 3
**Gestão do Faturamento
e Auditoria de Contas
Hospitalares**

Série Gestão em Saúde (FGV)

Volume 1   Gestão de Operações em Saúde para Hospitais, Clínicas, Consultórios e Serviços de Diagnóstico

Volume 2   Compreendendo o Edifício de Saúde

Volume 3   Gestão do Faturamento e Auditoria de Contas Hospitalares

Volume 4   Gestão Comercial Hospitalar

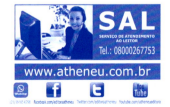

Série Gestão em Saúde (FGV)
Volume 3

Gestão do Faturamento e Auditoria de Contas Hospitalares

Enio Jorge Salu

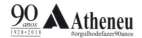

EDITORA ATHENEU

São Paulo — Rua Maria Paula, 123 – 18º andar
Tel.: (11)2858-8750
E-mail: atheneu@atheneu.com.br

Rio de Janeiro — Rua Bambina, 74
Tel.: (21)3094-1295
E-mail: atheneu@atheneu.com.br

PRODUÇÃO EDITORIAL: Equipe Atheneu
DIAGRAMAÇÃO: MKX Editorial

CIP – Dados Internacionais de Catalogação na Publicação
Sindicato Nacional dos Editores de Livros, RJ

S172g

Salu, Enio Jorge
Gestão do faturamento e auditoria de contas hospitalares / Enio Jorge Salu. - 1.ed. - Rio de Janeiro : Atheneu, 2018.

:il. (Gestão em saúde (FGV) ; 3)

Inclui bibliografia
ISBN 978-85-388-0875-6

1. Hospitais - Contabilidade. 2. Hospitais - Auditoria. I. Título. II. Série.

18-48509   CDD: 657.8322
                                 CDU: 657.6:614.2

SALU, E.J.
SÉRIE GESTÃO EM SAÚDE (FGV)
Volume 3 – Gestão do Faturamento e Auditoria de Contas Hospitalares

©*Direitos reservados à EDITORA ATHENEU – São Paulo, Rio de Janeiro, Belo Horizonte, 2018.*

Sobre o autor

Consultor em Gestão Empresarial, com formação em Tecnologia pela Universidade Estadual de São Paulo (UNESP), Pós-graduação em Administração Hospitalar pela Universidade de São Paulo (USP) e Especializações pela Fundação Getulio Vargas (FGV). Empresário desde 2005, liderando pessoalmente projetos nos segmentos da Saúde, Hotelaria, Construção Civil e Serviços Públicos, em empresas privadas e públicas. Membro Efetivo da Federação Brasileira de Administradores Hospitalares (FBAH). Histórico Profissional como Superintendente da Furukawa, CEO do Hospital Sírio-Libanês, Diretor no Conselho de Administração da Federação das Associações das Empresas Brasileiras de Tecnologia da Informação (ASSESPRO), Associado da Sociedade Brasileira de Informática em Saúde (SBIS) e da National Contract Management Association (NCMA), e Membro do Comitê Científico do Congresso Anual de Tecnologia da Informação (CATI) da FGV. Professor em cursos de Pós-graduação e MBA pela FGV, Centro Universitário São Camilo, Fundação Instituto de Administração (FIA), Fundação para Pesquisa e Desenvolvimento da Administração, Contabilidade e Economia (FUNDACE) da USP, FIT – Faculdade Impacta de Tecnologia, Centro Universitário SENAC e Centro de Estudos de Enfermagem e Nutrição (CEEN). Ex-coordenador do MBA de Administração Hospitalar da Fundação Unimed. Autor de livros na Área de Gestão da Saúde.

Apresentação

O enunciado "Gestão do Faturamento e Auditoria de Contas" pode conduzir para duas interpretações diferentes.

Como Gestão é "ato ou efeito de gerir, administração ou gerência", Gestão do Faturamento Hospitalar pode ser interpretada como a gestão da estrutura (departamento) que tem como responsabilidade a formação e remessa das contas hospitalares, assim como Gestão da Auditoria de Contas a gestão da estrutura que tem como responsabilidade auditar as contas hospitalares.

Quando a interpretação é essa, existe vasta literatura relacionada no Brasil – excelentes títulos que auxiliam os gestores dessas estruturas organizacionais específicas na missão de especializar faturistas, médicos auditores, enfermeiros auditores, e a si próprios na missão de organizar seus recursos de modo mais eficiente.

Há outra interpretação para Gestão do Faturamento Hospitalar, que se refere à gestão do processo de faturamento, que inicia fora do departamento de faturamento, onde a origem da receita ocorre, para que a estrutura (departamento) de faturamento materialize a receita na forma de conta – a conta hospitalar.

Quando a interpretação é essa, é indissociável a gestão do faturamento e da auditoria de contas hospitalares, porque para maximizar a receita hospitalar, reduzindo as perdas que podem ser significativas, o gestor do faturamento, os faturistas, o gestor da auditoria de contas, e os auditores devem todos estar orientados de forma sincronizada.

Essa gestão não se presta exclusivamente na produção de contas hospitalares: tem como objetivo gerar a melhor conta hospitalar possível – apontar nelas o máximo que a lei, a regra e as práticas permitem que seja feito, desde que não haja algo ilícito.

A complexidade dessa segunda missão varia nos hospitais dependendo de vários fatores, sendo os principais:
- O sistema de financiamento vinculado à conta: SUS ou Saúde Suplementar;
- Vínculo do hospital com a fonte pagadora – se a fonte pagadora é, de algum modo, a entidade mantenedora do hospital ou não.

Esta obra tem foco na Gestão do Faturamento e Auditoria de Contas Hospitalares com foco nessa segunda interpretação – apresentar regras e práticas para maximizar a receita hospitalar, auxiliando a estrutura organizacional na formação de contas com o mínimo de perdas possíveis.

Esse foco, ao contrário do primeiro que só interessa aos gestores e profissionais que atuam nos departamentos de faturamento e auditoria de contas, interessa aos demais gestores hospitalares como orientação para maximizar a rentabilidade da sua área de responsabilidade: o gestor médico do centro cirúrgico, o gestor da enfermagem da UTI, o gestor de um serviço de diagnóstico, enfim todos os gestores que respondem pela rentabilidade de uma área de negócios hospitalar e necessitam equacionar a relação entre a receita e a despesa.

O tema abordado desse modo interessa também para alguns profissionais das áreas de credenciamento de operadoras de planos de saúde, e áreas de regulação do SUS, porque entender como as contas hospitalares são formadas é fundamental para avaliar os parceiros comerciais que mais pesam na composição dos custos de sua responsabilidade.

Se o interesse despertado por esta obra está relacionado em como preencher uma Guia TISS, como preencher uma AIH, uma BPA ou outro instrumento de formação de conta hospitalar, ou se o seu interesse estiver relacionado à análise técnica de um item de uma conta hospitalar, antecipo que esta obra não lhe será útil.

Caso o interesse estiver relacionado com o macroprocesso de formação, análise e remessa da conta com o foco de maximizar a receita hospitalar, independente do instrumento de formalização, acredito que esta obra lhe será muito útil.

Boa leitura!

Prefácio

Nos últimos anos tive a oportunidade de participar de diversos projetos de consultoria que me permitiram visitar quase duzentos hospitais. E ministrei aulas de disciplinas relacionadas com a administração hospitalar, entre elas Gestão do Faturamento e Auditoria de Contas Hospitalares, para mais de 2.000 profissionais e estudantes do segmento da saúde: hospitais, operadoras de planos de saúde, fornecedores hospitalares etc.

Nos cursos, quando tenho a oportunidade para fazer isso, costumo no primeiro dia de aula realizar uma pesquisa com os participantes, questionando o tempo que o profissional está no segmento, se já atua profissionalmente nas atividades relacionadas ao tema da disciplina, e se já participou de curso que aborde os tópicos centrais da disciplina.

Especificamente com relação ao faturamento e auditoria de contas hospitalares, o resultado dessas pesquisas é assustador – não existe outro adjetivo.

Não me proponho nesta obra publicar o resultado das pesquisas. Vou me permitir somente a comentar uma delas, para dar a dimensão de como o faturamento e auditoria de contas hospitalares no Brasil é realizado nos hospitais.

Em 2016, a Secretaria de Saúde de um Estado Brasileiro contratou um curso para capacitar pessoas que trabalham nos departamentos de faturamento e estatísticas dos Hospitais Públicos vinculados diretamente a ela. Foram algumas turmas em cidades diferentes:

- Por serem hospitais vinculados à administração direta, os participantes foram todos funcionários públicos;
- Pelas turmas passaram 162 profissionais;
- Em média, esses profissionais trabalham no seu hospital há 15,7 anos;

- Em média, esses profissionais trabalham no departamento de faturamento e/ou no departamento de estatísticas há sete anos;
- E 85,2% deles nunca havia feito um curso de Faturamento SUS!

Mesmo com relação aos que já haviam feito curso, quase 100% declararam que o curso ensinava apenas como preencher AIHs, BPAs e APACs – cursos de, no máximo, quatro horas de duração.

Ou seja, a estrutura responsável por realizar a receita nesses hospitais sabia da existência e utilizam a Tabela SIGTAP apenas para consultar informações básicas, porque alguém ensinou a fazer isso dentro do departamento – não tinha orientação de tudo que se pode lançar nas contas, como aproveitar as compatibilidades descritas na tabela para evitar a perda de receita etc.

Isso é muito grave porque o administrador geral dos hospitais não tem tempo ou especialização para discernir sobre isso – ele reclama que a tabela está com preços defasados (o que é fato) mas nem imagina que o processo de faturamento hospitalar está deixando de lançar nas contas uma série de itens que poderiam estar aumentando significativamente a sua rentabilidade.

Classifico o resultado como assustador porque em qualquer segmento de mercado diferente do hospitalar, as empresas têm dificuldade para formar um time de faturamento que conheça o produto, e esse não é o problema dos hospitais porque o time está há quase 16 anos no hospital, trabalhando há sete anos no faturamento!

Caso esteja pensando que isso só ocorre na área pública, posso lhe garantir que o resultado das pesquisas nos hospitais privados é similar: a falta de capacitação mínima é absolutamente igual.

A regras e práticas de faturamento e auditoria de contas hospitalares nos hospitais brasileiros são disseminadas de duas formas igualmente inadequadas – pode ser de uma das formas, ou podem ser as duas formas combinadas:

- O profissional mais antigo, não necessariamente experiente no assunto (em geral não é), ensina ao novo funcionário o que sabe;
- O profissional novo aprende como usar o sistema para faturar, eventualmente recebendo treinamento de sistema, e muito provavelmente por meio de um multiplicador de

conhecimento, e não por parte de um profissional especializado no tema.

O resultado é catastrófico: aposto todos os meus bens pessoais como não existe um único hospital no Brasil cujas contas representem o máximo valor que as regras e práticas permite. A chance de todas as contas hospitalares estarem corretas é 0!

Em qualquer visita aos hospitais que já fiz, nunca deixei de identificar oportunidades de geração de receita.

Nos projetos de consultorias, ações absolutamente simples elevam o ticket médio das contas com relativa facilidade. Os consultores deste segmento orgulham-se em "trucar" os hospitais propondo que sua remuneração seja um porcentual do aumento do faturamento, porque não é necessário ser alguma espécie de sumidade: basta conhecer as regras e práticas e observar o que é feito no hospital, com sistema informatizado ou não.

O sistema informatizado de faturamento pode inclusive ser a principal barreira para aproveitar a oportunidade de maximizar a receita quando não está adequadamente parametrizado – e só se sabe quando ele está adequadamente parametrizado quando se sabe o que deve ser parametrizado para o caso particular do hospital!

Sumário

Apresentação... **VII**
Prefácio ....**IX**

Capítulo 1
Gestão do Faturamento Hospitalar **1**
  Controle das Contas, 2
    Formação das Contas, 3
      Controle do Fluxo, 4
        Abertura do Prontuário Administrativo, 5
        Lançamentos na Conta, 7
        Eliminação de Pendências, 8
        Consolidação da Conta, ou Geração da Conta Gorda, 10
        Pré-análise, 11
        Ajustes na Conta, 13
      Foco, 14
      Origem da Receita e Obrigações Implícitas, 15
        Agendamento, 15
        Internação, 16
        Registro de Atendimento Tipo Externo, 17
        Internação Cirúrgica SUS, 18
        Internação Cirúrgica Saúde Suplementar, 19
        Internação Clínica, 21
        Pronto-Socorro SUS, 22
        Pronto-Socorro e Ambulatório – Saúde Suplementar, 22
        S.A.D.T., 24
    Apresentação das Contas, 25
      Tipos de Contas, 25

SUS, 25
Saúde Suplementar, 27
Abrangência da Conta, 29
  Parcial, 29
  Total, 29
  Complementar, 30
  Particular Diferença, 30
Lançamentos nas Contas, 31
  Regras e Práticas, 31
  Regras SUS, 31
    Grupo 01 – Ações de Promoção à Saúde, 32
    Grupo 02 – Diagnósticos, 33
    Grupo 03 – Procedimentos Clínicos, 35
    Grupo 04 – Procedimentos Cirúrgicos, 36
    Grupo 05 – Transplantes, 38
    Grupo 06 – Medicamentos, 39
    Grupo 07 – OPME, 40
    Grupo 08 – Ações Complementares de Atenção em Saúde, 42
  Características da Tabela SIGTAP, 44
  Regras e Práticas da Saúde Suplementar, 57
    Cálculo do Preço pela Tabela CBHPM, 57
    Hierarquia das Regras, 58
    Diária Hospitalar, 60
    Taxa de Sala, 61
    Taxa de Uso de Equipamento, 62
    Taxa Multidisciplinar, 64
    Gases, 65
    Procedimento/Honorário Médico do Procedimento, 66
    SADT – Exames, 68
    SADT – Procedimentos Terapêuticos, 69
    Insumos: material, medicamento, dieta especial, contraste, 70
    Componentes Humanos: Órgãos, Hemocomponentes, Tecidos, 73
    OPME, 74
    Taxas Hospitalares, 76
    Pacotes, 76

Gestão dos Lançamentos, 77
  Saúde Suplementar, 78
  SUS, 79
  Nota de Débito, *Check-list* e *Kit*, 80
    Políticas, 87
    POPs (Procedimentos Operacionais Padronizados) e ROTs (Rotinas), 87

Capítulo 2
Gestão da Auditoria de Contas, 89
Processo, 89
  Pré-Remessa, 90
    Visão Geral, 91
    Auditoria Concorrente, 91
    Auditoria Local e Capeante, 93
  Pós-Remessa, 96
    Visão Geral, 97
    Conciliação e Análise de Glosas, 98
    Recurso de Glosa na Saúde Suplementar, 100
  Práticas, 101
    Tipos de Glosas, 101
      Glosa Técnica, 102
        Auditoria Médica, 103
        Auditoria Multidisciplinar, 104
        Prorrogação de Internação e Pós-Cirúrgico, 105
        Prorrogação da Internação, 105
        Pós-Cirúrgico, 105
      Glosa Administrativa, 106
        Autorizações, 108
        Prazos, 108
        Preços e Coberturas, 108
        Documentos Complementares, 109
    Glosa Zero, 110
    Sobre Identificação e Recurso de Glosa, 112
      Prazos, 113
      Objetividade, 113
      Formalização, 113
      Falta de Consenso, 113

Sistemas, 113
Recursos Indesejáveis, 114
  Processo de Desqualificação, Denúncia ao Conselho e
    Ação Civil Pessoa Física, 115
  Desqualificação, 115
  Denúncia ao Conselho, 116
  Ação Civil Pessoa Física, 116
  Processo de Retração, Suspensão, Cancelamento
    do Contrato e Ação Civil Pessoa Jurídica, 116
  Retração, 116
  Suspensão, 117
  Cancelamento do Contrato e Ação Civil Pessoa
    Jurídica, 117

Capítulo 3
Guia de Gestão das Contas Hospitalares, 119
  Associação Tipos de Atendimento × Sistema de
    Financiamento, 119
  Guia de lançamentos, 119
  Guia Baseado na Tabela SIGTAP, 126
    Atendimento Domiciliar, 127
    Atenção Psicossocial, 127
    Atendimento Ambulatorial, 128
    Hospital-Dia, 128
    Internações, 129
    Mapa Resumo de Compatibilidade, 130
  Práticas Complementares de Gestão do
    Faturamento, 136
    Benchmarkings, 136
    Preâmbulo das Tabelas Brasíndice e Simpro, 137
    Programas de Capacitação, 138

Capítulo 4
Considerações Finais, 139
  Informação Hospitalar, 139
  Integração dos Processos Assistenciais e de Retaguarda
    Administrativa e Assistencial, 140
  Implantação dos Sistemas Hospitalares, 141

Desafio da Aproximação com as Áreas
  Hospitalares, 143
A Estrutura de Faturamento e Auditoria de Contas
  Hospitalares, 146
  Rotina, 146
  Melhoria, 147
A Qualidade e as Contas Hospitalares, 149

Capítulo 1

Gestão do Faturamento Hospitalar

O faturamento hospitalar é uma "atividade processual", no sentido de que deve obedecer às regras definidas pelo SUS, e regras e práticas da Saúde Suplementar – o simples fato de não seguir o rito pode significar perda de receita.

Essa visão é similar ao que ocorre nos processos judiciais em fóruns: se o advogado não seguir o rito definido para o processo, mesmo se o caso lhe favoreça integralmente em relação à justiça, o processo pode ser encerrado de forma sumária. A consequência disso pode ser observada na característica dos departamentos de faturamento hospitalar na maioria dos hospitais:

- Gastam a quase totalidade do seu tempo em atividades meramente burocráticas e, dependendo do tipo de hospital, podem se tornar excessivamente burocráticos no sentido de realizar suas atividades exatamente sempre da mesma forma sem nunca buscar melhorias de processo;
- Entendem que as demais áreas hospitalares não agem de acordo com as regras de financiamento do sistema e, na maioria dos casos, acabam julgando que elas não querem colaborar com a atividade de faturamento ou, pior, que fazem coisas ilícitas.

Esse cenário é propício à existência de departamentos de faturamento onde a gestão é praticamente inexistente: as contas são tratadas como algo de rotina, sem que haja preocupação em maximizar a receita, não perder receita, aumento de produtividade e redução de erros, o que acaba prejudicando o hospital não só no aspecto financeiro e comercial, mas também no assistencial, uma vez que as informações de faturamento são fundamentais para posicionamento do hospital no mercado da saúde, além do posicionamento no mercado de negócios.

As informações geradas no processo de faturamento não servem apenas para o envio das contas e a consequente remuneração. São as melhores informações que se pode obter no ambiente hospitalar para aferição da produção e produtividade de cada área (ou serviço) hospitalar. Especificamente no SUS, não existe outra base de informação hospitalar que possa substituir adequadamente a formada a partir dos apontamentos das AIHs, BPAs etc.

Quando tratamos do Macroprocesso Faturamento Hospitalar não estamos somente tratando da formação e apresentação das contas, mas também da formação da base de conhecimento administrativa mais importante do hospital. O faturamento hospitalar está para a gestão hospitalar da mesma forma que o prontuário do paciente está para a assistência.

Os macroprocessos de faturamento e de assistência ao paciente são interdependentes:
- Não é possível viabilizar a receita sem a informação assistencial – a base do faturamento são os registros assistenciais;
- Não é possível prestar assistência ao paciente sem captar os recursos necessários para financiar os insumos hospitalares – e a captação dos recursos se dá essencialmente por meio do faturamento.

CONTROLE DAS CONTAS

A métrica fundamental da atividade do faturamento é o controle das contas:
- Desde o primeiro indício de que haverá uma conta, por exemplo:
  - Havendo confirmação do agendamento da cirurgia, e o paciente ainda nem foi internado, uma série de providên-

cias devem ir sendo feitas, como o controle do material de alto custo, a autorização do convênio etc.
- Até o final de todas as obrigações relacionadas a ela:
  - Quando o valor financeiro relacionado a ela tiver sido realizado: recebido, e/ou revertido para outra conta, e/ou formalizado em forma de perda.

FORMAÇÃO DAS CONTAS

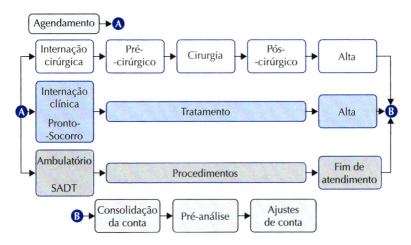

O esquema resume os macroprocessos de formação das contas hospitalares.

O primeiro processo de interesse é o Agendamento e a partir dele os processos são agrupados em 5 macroprocessos:
- Internação Cirúrgica;
- Internação Clínica;
- Pronto-Socorro;
- Ambulatório;
- S.A.D.T.

Macroprocessos que sob o ponto de vista assistencial são diferentes, para a gestão do faturamento são similares:
- Internação Clínica e Pronto-Socorro;
- Ambulatório e S.A.D.T.

As etapas seguintes destes macroprocessos são os processos de Consolidação da Conta, a Pré-Análise da Conta e os Ajustes de Conta.

Controle do Fluxo

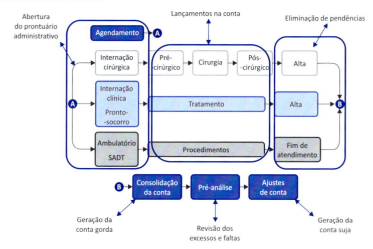

Pelo fato de o faturamento ser um processo, para que ele ocorra de forma adequada, produzindo o resultado que desejamos, é necessário controlar todas as suas etapas:
- Desde o momento em que exista algum indício de que uma conta deverá ser gerada;
- Passando pelas etapas e lugares do hospital que originam as informações para a formação das contas;
- Até chegar aos processos de consolidação das informações da conta, análises e ajustes;
- Só então chegamos ao ponto de apresentar (remeter) a conta para a fonte pagadora.

O controle de o conjunto de etapas de um processo é chamado vulgarmente de "controle do fluxo de atividades". Chamamos então o controle geral do processo de formação das contas de "Controle do Fluxo" das contas. No complexo ambiente hospitalar real, acontecem eventos que jamais a maioria das pessoas tende a acreditar que possam fazer parta da rotina.

Um deles é a possibilidade de um atendimento não ser percebido pelo faturamento, não se tornando uma conta. Especialmente em hospitais públicos vinculados à administração direta, e mesmo com sistemas informatizados para registro dos atendimentos, o processo de faturamento é de tal forma desvinculado do assistencial que isso ocorre com frequência. O mais interessante é notar que isso ocorre também em hospitais privados, em que o processo assistencial é vinculado ao processo de faturamento, e estes processos são suportados por sistemas informatizados:

- No primeiro caso, em geral o subfaturamento ocorre principalmente quando o processo de formação da conta é baseado no trâmite do prontuário físico do paciente. Se o prontuário não chega fisicamente ao faturamento, ou se ele estiver tão desorganizado a ponto da interpretação do que nele contém ser complexo para o faturista, ou se ele chega ao faturamento após o prazo estabelecido para a remessa da conta, esta receita está perdida;
- No segundo caso, em geral o subfaturamento ocorre principalmente pelo desinteresse de faturar e/ou pela simples negligência. O processo até avisa o faturamento que existe conta para faturar, mas não existe motivação ou auditoria para que isso ocorra. Ou existe interesse em que não ocorra – é uma situação de extrema gravidade, mas existe porque envolve algum interesse em que o paciente não pague a conta: este interesse pode estar relacionado a um vínculo do paciente com o médico, com profissionais do faturamento e até com a direção do hospital.

Abertura do Prontuário Administrativo

O melhor momento para criar a obrigação de faturar é o processo de faturamento ser desenhado de modo a criar esta obrigação:
- Um controle, seja em sistema, seja em planilha, seja por meio de controle físico de pastas, que cria a conta instantaneamente no momento do registro do atendimento;
- Uma vez registrado o atendimento, cria-se uma pendencia de formação de conta, que necessita ser monitorada e, principalmente, auditada:
  - Alguém no hospital deve ter a responsabilidade de averiguar se o faturamento está gerando todas as contas de todos os atendimentos;
  - Essa auditoria é processual – não necessita ser realizada por auditores especializados (médico auditor, enfermeiro auditoria etc.) – pode ser realizada por qualquer tipo de

profissional, inclusive do próprio departamento de faturamento, embora seja desejável que não seja;
- E, uma vez que a pendência de formação de uma conta tenha sido estabelecida no controle, não pode ser excluída do controle por qualquer pessoa – alguém deve ter alçada para eliminar esta pendência quando houver justificativa para tal.

As etapas iniciais dos macroprocessos são de vital importância para a formação das contas, porque a apresentação de uma conta, tanto no sistema de financiamento SUS como na Saúde Suplementar, depende fundamentalmente de compatibilidades entre o paciente e a assistência a ele prestada.

Exemplo típico:
- A apresentação de uma conta do procedimento parto depende do paciente ser mulher.
- Portanto: o sexo do cliente não é importante quando um supermercado fecha a conta do consumidor, mas para o hospital é fundamental.

Na prática o paciente tem dois prontuários hospitalares: o assistencial e o administrativo que também pode ser chamado de Prontuário Contábil, ou de Controle de Conta, ou de Controle de Atendimento.

A abertura do Prontuário Administrativo é a atividade que identifica o primeiro ato de um atendimento que vai desencadear o processo de faturamento, e abre (atribui) uma conta para cada provedor envolvido:
- No caso do SUS, só existe um provedor;
- Mas no caso da saúde suplementar, especialmente nas internações, é quase certo que para o mesmo atendimento haverá uma conta para a operadora e outra para o paciente.

Esse prontuário será uma coletânea de diversos documentos que serão produzidos durante o atendimento, sendo a maioria carimbados e/ou assinados, e por isso costuma ser uma pasta, sendo identificada na sua parte externa:
- Identificação do paciente, atendimento e conta;
- Datas para *follow-up* das principais ações;

- Uma identificação, geralmente utilizando cor, da etapa em que o atendimento se encontra: pré-atendimento, atendimento, alta etc.

Lançamentos na Conta

São as etapas propriamente ditas de formação da conta – a parte mais conhecida do trabalho da área de faturamento.

Os lançamentos na conta podem ocorrer em consequência de diferentes formas:
- Automáticos:
  - O sistema informatizado, ao identificar determinados eventos, está parametrizado para fazer os lançamentos automaticamente. Por exemplo: ao identificar a checagem de um medicamento, lançar o medicamento na conta;
  - Esses lançamentos podem inclusive serem parametrizados para assumir determinadas condições, lançando nas contas itens que extrapolam o evento propriamente dito. Exemplo: ao identificar a realização de um procedimento médico, lançar o honorário do médico e os insumos utilizados para realização do procedimento na conta;
- Semiautomáticos:
  - O sistema informatizado, ao identificar determinados eventos, está parametrizado para notificar o faturamento que dá um comando para realizar lançamentos na conta;
  - Este comando pode ser a simples confirmação dos lançamentos sugeridos, ou selecionando itens sugeridos para exclusão, ou inserindo itens.
- Manuais:
  - O faturamento identifica os eventos, na origem ou por meio da análise dos prontuários, e faz os lançamentos correspondentes nas contas.

Nos atendimentos de SADT e em alguns tipos de atendimento ambulatoriais é possível obter contas exclusivamente com lançamentos automáticos. Nas internações, atendimentos de pronto-socorro e parte dos atendimentos ambulatoriais, é praticamente impossível gerar contas apenas com lançamentos automáticos, independentemente do sistema utilizado. Sobretudo nas internações cirúrgicas, a quantidade de lançamentos não automáticos é muito significativa.

Para maximizar a receita a rotina de lançamentos nas contas não deve depender de outros controles, devendo ser desenhada de modo que os lançamentos ocorram baseados em evidências indiscutíveis. São exemplos:

- Não se deve vincular o lançamento de materiais ou medicamentos nas contas ao controle de rastreabilidade de utilização desses insumos. Caso esses dois processos estejam fortemente integrados e suportados por sistema, ótimo. Caso contrário, os lançamentos devem ser realizados de acordo com o padrão de utilização dos insumos, ou seja, se é necessário utilizar o material A e o medicamento Z para realizar o procedimento, os lançamentos desses insumos devem ser feitos independente se o processo de rastreabilidade existir ou não;
- Se existe um procedimento operacional padronizado (POP) que define que o procedimento só pode ser realizado se for utilizado o material A e o medicamento Z, os lançamentos desses insumos devem ser sistematicamente realizados independente de qualquer outra evidência: se houver necessidade de justificar o lançamento o POP é a base da discussão – pode-se discutir a evidência, mas o lançamento feito deste modo não é ilícito ou antiético uma vez que existe fundamento para tal.

Eliminação de Pendências

Dada a complexidade das regras de faturamento, a probabilidade de haver pendência nos lançamentos após o atendimento do paciente é grande:
- Nas contas de atendimentos externos (ambulatoriais, de S.A.D.T., e de pronto-socorro) nem tanto;
- Mas nas contas de internação em geral essa probabilidade é próxima de 100%, sobretudo nas internações cirúrgicas.

Imediatamente ao identificar a alta, ou o fim de atendimento, o faturamento deve analisar o processo de faturamento da conta e eliminar qualquer pendência de lançamento, ou de exigências

acessórias:
- Compatibilidade do atendimento com a autorização, quando aplicável;
- Preenchimento adequado de guias e termos, incluindo a aferição de assinaturas e carimbos;
- Cópia de documentos, eventualmente fiscais;
- Provas (evidências) que dão suporte à veracidade dos lançamentos.

Este processo tem duas características:
- A eliminação da pendência do caso particular, ou seja, a conta em questão;
- E a eventual eliminação do processo que gera a pendencia indevidamente – o erro do processo.

A primeira característica está presente em qualquer estrutura de faturamento, porque se não eliminar a pendencia da conta específica, ou ela não conseguirá evoluir para as demais etapas, ficando presa nesta etapa indefinidamente, ou poderá ser liberada para a etapa seguinte configurando o subfaturamento de itens, ou seja, materializando a perda de receita.

A segunda característica, infelizmente, nem sempre está presente na estrutura de faturamento do hospital:
- Erros sistêmicos são gerados, apontados e corrigidos;
- E o processo que originou o erro não é ajustado de modo a evitar que o mesmo erro se repita nas demais contas:
  - Porque ninguém tem atribuição de corrigir o processo que originou o erro;
  - Porque quem tem alçada para corrigir o processo não o faz, por falta de motivação.

São tantas as pendências em contas de internação que quando o hospital não se estruturou para atuar de forma profissional na gestão do faturamento a estrutura de faturamento acaba priorizando o ajuste de processo apenas em relação às pendências que ocorrem com maior frequência, ou as que representam individualmente um valor significativamente elevado.

Também devido à complexidade das regras de faturamento,

o sistema pode sofrer alteração inadequada de parametrização – este evento não muito raro – pode gerar um elevadíssimo volume de pendências que geralmente a estrutura de faturamento acaba não tendo capacidade operacional para resolver. Nestes casos a perda de receita é certa: ou porque o hospital não consegue faturar a conta, ou quando consegue faturar gerando glosa devida, ou desconto devido a uma multa contratual (saúde suplementar) ou regimental (SUS).

Consolidação da Conta, ou Geração da Conta Gorda

A geração das contas, especialmente as das internações cirúrgicas, está relacionada com um volume de regras que pode atingir milhões de condições.

Essas regras do SUS e da Saúde Suplementar não se modificam estruturalmente o tempo todo, mas os detalhes são atualizados de forma rotineira:

- O SUS, por exemplo, edita periodicamente pequenos ajustes na Tabela SIGTAP;
- Na Saúde Suplementar, pequenos ajustes de coberturas e preços são feitos periodicamente nos contratos, como resultado das ações comerciais.

A qualidade da origem da informação necessária para dar suporte aos lançamentos nas contas é ruim, independentemente de qual hospital seja analisado.

A combinação desse volume de regras, com a frequência de alterações, e a qualidade ruim da informação hospitalar definem que a chance do hospital gerar todas as contas sem erro é porcentualmente igual a zero.

Essa conclusão é a motivação para a existência da auditoria de contas: como as contas tendem a estar erradas o hospital cria uma estrutura de auditoria para tentar corrigir o erro que gera perda (o subfaturamento), e a fonte pagadora (as operadoras de planos de saúde) cria uma estrutura de auditoria para glosar o lançamento que representa superfaturamento.

Uma vez que a auditoria externa vai se preocupar exclusivamente com o apontamento de erros onde a conta está a maior, nunca a menor, dentro do hospital a "Consolidação da Conta" ou

"Geração da Conta Gorda" processo tem como foco gerar a conta com o máximo de lançamentos possíveis, de modo que se o faturamento errar, que erre por excesso, que será apontado pela auditoria, e não pela omissão, que resulta em perda:
- Isso não significa gerar uma conta intencionalmente cobrando o que não é devido, ou tentar forçar a cobrança de algo que o contrato não permite;
- É a prática de formar uma conta com o máximo de lançamentos possíveis, estritamente de acordo com o atendimento prestado aos pacientes, estritamente dentro das regras, eventualmente mesmo que a formalização não esteja 100% de acordo com o que deveria;
- Nunca com o objetivo de roubar – sempre com o objetivo de tornar a cobrança justa em relação ao que foi produzido pelo hospital.

A estrutura de faturamento, dentro de parâmetros pré-estabelecidos e, especialmente, utilizando-se de padrões de faturamento compõe a conta com o máximo de lançamentos possíveis, e se tiver oportunidade entre optar por duas formas diferentes de lançamento, opta pelo que tem maior valor, maximizando assim o valor da conta.

Pré-análise

É o processo em que os auditores internos tentam identificar:
- Excessos lançados na conta. Por exemplo:
  - Pode haver lançamento de dois procedimentos simultâneos, que sejam compatíveis;
  - O lançamento dos dois procedimentos está correto;
  - Mas o padrão de lançamento desses procedimentos define que para que o procedimento seja realizado, o paciente deva estar inalando oxigênio;
  - Ao lançar os dois procedimentos haverá sobreposição de lançamento do tempo que o paciente ficou inalando oxigênio. Por exemplo, se fosse lançado um ou outro procedimento haveria o lançamento de 1 hora de oxigênio, mas os dois sendo realizados simultaneamente não justificam 2 horas de oxigênio.

- Falta de algum lançamento. Por exemplo:
  - Um procedimento tem como padrão ser realizado com a utilização dos materiais A e B, somente;
  - Mas dependendo da situação pode ser necessária a utilização do material C;
  - Como o lançamento padronizado não indica o C, o auditor é quem afere se foi utilizado e aponta a necessidade de fazer o justificado lançamento adicional.

Tal qual ocorre no processo de consolidação da conta, o que se espera nesta etapa é que, além do ajuste do caso particular (a conta em questão), caso seja identificado um erro sistêmico no processo de formação da conta, ou nos padrões de lançamento, o ajuste do processo ou do padrão seja feito de modo a evitar que o erro continue ocorrendo de forma sistêmica nas demais contas que se enquadrem na mesma situação.

Mas se a estrutura de faturamento do hospital não viabiliza esta integração do auditor da etapa de pré-análise com o ajuste do processo, ele não terá motivação para fazer isso, principalmente porque não tem alçada para isso.

O desenho do macroprocesso de faturamento hospitalar deve prever esta atribuição e o fórum para que este auditor possa exercer este papel adequadamente.

Quando o ajuste envolve processos que estão intimamente relacionados com a atividade assistencial, se o auditor da pré-análise tiver a mesma formação da área profissional onde o ajuste deverá ser realizado o resultado será melhor:
- Se for um ajuste em um processo que se relaciona com a enfermagem, e o auditor da pré-análise tiver formação em enfermagem, ou se for um ajuste em um processo que se relaciona com médicos, e o auditor da pré-análise for médico, e assim por diante;
- Essa métrica é útil para reduzir a dificuldade de relacionamento que existe entre as diversas áreas multidisciplinares devido à não compreensão de termos técnicos que geralmente os ajustes nestes processos demanda dos envolvidos.

Ajustes na Conta

Com base nos apontamentos da pré-análise, a conta é ajustada e fica liberada para a auditoria local:
- Auditoria local é o processo seguinte em que a conta será objeto de análise por parte do auditor da fonte pagadora;
- Como veremos, nem sempre existe auditoria local.

Assumindo que a auditoria local exista, nesta etapa a conta ainda não é definitiva, ou seja, a conta ainda vai ser objeto de um processo de análise e poderá sofrer novos ajustes, é chamada de "conta suja".

Quase 100% das atividades desta etapa só dependem da estrutura de faturamento do hospital:
- Têm pouca influência de ações externas, mas as poucas ações externas são as que atrasam ou travam completamente o processo. Por exemplo:
  - Existem contratos em que o hospital se sujeita a só faturar um item, mesmo que coberto, se receber um código ou uma senha específica para apontar determinado item. Enquanto não receber, não consegue lançar o item na conta;
  - Existem situações em que o hospital faz os lançamentos diretamente em um sistema da fonte pagadora, e o sistema tem barreiras que impedem os lançamentos.
- Têm pouca dependência de atividades dos demais departamentos do próprio hospital, mas as poucas ações de outros departamentos que possam interagir com o processo podem impedir o fechamento da conta. Por exemplo:
  - Se o fluxo interno de documentos faz com que os prontuários dos pacientes demorem para chegar ao faturamento. Mesmo que o faturamento não depender do prontuário para realizar lançamentos padronizados, se documentos que evidenciam os lançamentos estiverem neste prontuário que não chega a conta não pode ser fechada;
  - Existem situações em que parte dos lançamentos são feitos manualmente diretamente pela área assistencial. É comum, por exemplo, que os lançamentos relacionados aos exames laboratoriais sejam realizados pelo próprio

Laboratório – se ele não realiza os lançamentos a conta não pode ser fechada.

Foco

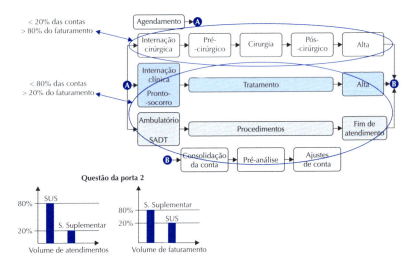

A distribuição da receita hospitalar não é uniforme entre todos os tipos de atendimento. Geralmente:
- As internações que representam apenas 20% do total do volume de atendimentos, mas 80% do total do valor faturado;
- Nos Hospitais Públicos com Porta 2 (os que também atendem Saúde Suplementar além do SUS), o volume de atendimentos da Saúde Suplementar não pode ultrapassar 20% do volume total de atendimentos, e mesmo assim o valor faturado em Saúde Suplementar costuma ser em média 60% do faturamento total.

Estes indicadores servem para definições importantes sob o ponto de vista de gestão do faturamento:
- O maior foco do faturamento é não perder receita nas poucas contas de internação, porque elas representam o maior volume de faturamento;
- Nos Hospitais Públicos com Porta 2, se alguma condição exigir com que se deva priorizar algo no processo do fatu-

ramento SUS ou da Saúde Suplementar, deve optar pela Saúde Suplementar.

Origem da Receita e Obrigações Implícitas

Da forma como o modelo de financiamento da saúde se desenvolve no Brasil, em todas as etapas do atendimento dos pacientes, ou é definida a origem de uma receita, ou é definida a necessidade de uma obrigação implícita da atividade de geração da receita:

- A obrigação implícita pode ser a formalização de algum documento assistencial, ou específico do processo de faturamento.

Podemos aferir esta métrica comentando as etapas.

Agendamento

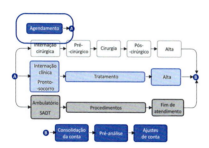

Sistema	Processo	Receita	Obrigação
SUS	Agendamento (qualquer)	Nenhuma	Nenhuma
SS	Agendamento de consulta	Nenhuma	Nenhuma
SS	Agendamento de cirurgia	Nenhuma	Autorização de internação
			Autorização de procedimento
			Autorização de OPME
SS	Agendamento de internação	Nenhuma	Autorização de internação

O Agendamento não gera receita:

- No caso do SUS:
  - A rotina seria gerar uma AIH e submeter para aprovação antes da internação do paciente;
  - Mas na prática isso é muito raro: a maioria dos hospitais tem alçada para internar – não submetem a AIH para aprovação prévia.
- No caso de Saúde Suplementar existe a necessidade de autorização prévia para internação, cirurgia e utilização de material de alto custo.

Internação

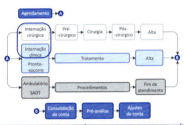

Sistema	Processo	Receita	Obrigação
SUS	Internação	Nenhuma	AIH
SS	Internação	Nenhuma	Guia TISS
			Senha da operadora
			Termo de responsabilidade

O processo de internação exige formalização – pelo menos um documento que identifica o paciente e deve ser por ele assinado:
- No SUS o documento é a AIH;
- Na Saúde Suplementar o documento é a Guia TISS, mas é prática também formalizar um Termo de Responsabilidade Civil:
  - Se o paciente, ou responsável, é quem paga a conta, este termo é o contrato de prestação de serviços, em que o paciente se compromete a pagar a futura conta hospitalar;

- Se o paciente é vinculado a uma operadora de planos de saúde, este documento dá ciência a ele, e/ou ao responsável, que ele é devedor solidário da conta, obrigando-se a pagar caso a operadora não pague, e obrigando-se a pagar aquilo que não é coberto pelo seu plano de saúde.

Geralmente todo hospital possui um *kit* de documentos de internação que contém estes documentos e uma série de outros. Alguns dos outros também podem ser importantes para o faturamento. Por exemplo:
- Tabela de preços de refeições para acompanhantes;
- Informações sobre horários de vencimento das diárias.

Registro de Atendimento Tipo Externo

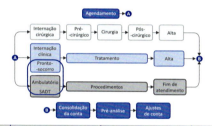

Sistema	Processo	Receita	Obrigação
SUS	Registro no ambulatório	Nenhuma	BPA/APAC
	Registro no pronto-socorro	Nenhuma	AIH/APAC
	Registro no SADT ·	Nenhuma	APAC
SS	Registro no ambulatório	Nenhuma	Guia TISS
	Registro no pronto-socorro		Senha da operadora
	Registro no SADT		Termo de responsabilidade

O registro de atendimento tipo externo (Ambulatorial, Pronto-Socorro e SADT):

- No caso do SUS:
  - A formalização da BPA/APAC para atendimento ambulatorial ou de SADT;
  - A formalização da AIH/APAC para atendimento em pronto-socorro.
- No caso da Saúde Suplementar:
  - A Guia TISS;
  - A autorização da operadora – geralmente uma senha obtida na Internet;
  - Dependendo do caso, se a autorização não for obtida no momento do atendimento, é comum a formalização de um Termo de Responsabilidade Civil, um pouco mais simples que o utilizado nas internações.

Internação Cirúrgica SUS

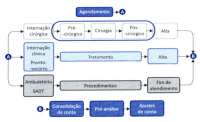

Sistema	Processo	Receita	Obrigação
SUS	Atenção à unidade de internação	Procedimentos	AIH/Registro de procedimento
		Diária complementar	AIH/Justificativa/Evidências
		Diária de UTI	AIH/Justificativa/Evidências
		Diária de acompanhante	AIH/Evidências
		Medicamento de alto custo	AIH/Prescrição/Checagem
		Material especial	AIH/Prescrição/NF aquisição
		Exame de alta complexidade	AIH/Prescrição/Evidências

O processo assistencial de Internação Cirúrgica no SUS define lançamentos que serão registrados na AIH:
- Procedimento, que deve estar registrado no prontuário;
- Diária complementar e/ou de UTI, deve estar justificada pelo médico e conter evidências de entrada e saída do paciente nos registros de movimentação pelas unidades;
- Diária de Acompanhante, que deve estar relacionada às evidencias de acolhimento do acompanhante do paciente;
- Medicamento de Alto Custo, que deve estar prescrito e checado;
- Exames de Alta Complexidade, que deve estar prescrito e haver evidências da realização;
- Material Especial, que deve estar prescrito, haver evidências da utilização e eventualmente da aquisição específica para o paciente.

Internação Cirúrgica Saúde Suplementar

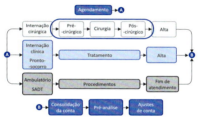

Sistema	Processo	Receita	Obrigação
SS	Atenção na unidade de internação	Diárias/Prorrogações	Autorização/Justificativa
		Honorários médicos	Evidências
		Taxas	Evidências
		Medicamentos	Prescrição/Checagem
		Materiais	Evidências
		OPME	Registro de procedimento/ Evidências
		Medicamento de alto custo	Prescrição/Checagem/ Justificativa
		Exames	Prescrição/Laudo
		Gases	Prescrição/Checagem

O processo assistencial de Internação Cirúrgica na Saúde Suplementar define lançamentos nas contas:
- Diárias normais previamente autorizadas;
- Diárias complementares que devem ser justificadas pelo médico responsável pelo paciente do hospital, e autorizada pela operadora de planos de saúde:
  - Esta autorização complementar é chamada de "Prorrogação" e geralmente é feita pelo médico auditor da operadora de planos de saúde, no próprio hospital, avaliando os registros do prontuário.
- Honorários Médicos:
  - Os procedimentos cirúrgicos geralmente são autorizados previamente;
  - No caso da necessidade de procedimentos complementares a autorização complementar é feita da mesma forma que o da Prorrogação;
  - As visitas ao paciente internado, do médico especialista, intensivista etc., não costumam ser previamente autorizadas;
  - São particularmente importantes a descrição da cirurgia e a ficha de anestesia.
- Taxas Multidisciplinares, e Taxas Hospitalares que devem estar relacionadas aos procedimentos evidenciado em registros do prontuário:
  - Especialmente em relação às taxas de sala, RPA etc., o registro preciso da data/hora de entrada e de saída do paciente do local nos registros da enfermagem são as evidências.
- Medicamentos, que devem estar prescritos e checados:
  - Caso haja previsão contratual, e somente se houver previsão contratual, os medicamentos de alto custo costumam exigir justificativas para autorização de uso;
  - Os anestésicos não necessitam de prescrição específica – os registros da ficha de anestesia servem como evidência.
- Materiais, que devem ser compatíveis com os procedimentos realizados;
- OPME, que deve ser previamente autorizado e cuja utiliza-

ção estiver evidenciada pela descrição do procedimento e também geralmente pela apresentação da embalagem do fornecedor, ou outro tipo de prova que inclusive pode ser um exame radiológico:
- Quando utilizado sem autorização prévia, o processo de autorização posterior é denominado "Pós-Cirúrgico" e costuma ser moroso e burocrático;
- O "Pós-Cirúrgico" não raramente pode significar perda para o hospital, portanto geralmente existe uma grande pressão interna para que não ocorra.
• Exames, que devem estar prescritos e serem formalizados por meio de laudos;
• Gases, que devem estar prescritos e checados, ou serem implícitos aos procedimentos.

Internação Clínica

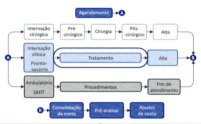

Sistema	Processo	Receita	Obrigação
SUS	Atenção na unidade de internação	Atenção na unidade de internação	Internação cirúrgica SUS
SS	Atenção na unidade de internação	Atenção na unidade de internação	Internação cirúrgica SUS

Valem os mesmos apontamentos descritos para as internações cirúrgicas, evidentemente excetuando o que se refere às cirurgias.

Pronto-Socorro SUS

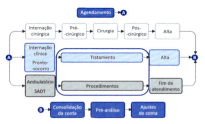

Sistema	Processo	Receita	Obrigação
SUS	Tratamento no pronto-socorro	Procedimentos	AIH/Registro de procedimento
		Medicamento de alto custo	AIH/Prescrição/Checagem
		Material especial	AIH/Prescrição/NF aquisição
		Exame de alta complexidade	AIH/Prescrição/Evidências

Nos atendimentos em Pronto-Socorro SUS os lançamentos são feitos na AIH e:
- Para os procedimentos deve haver Descrição (Registro);
- São raros os casos os casos de lançamento de material de alto custo, material especial e exames de alta complexidade. Na maioria dos casos o hospital não está habilitado para isso no Pronto-Socorro, e sim na Internação. Caso esteja habilitado, as evidências devem estar no prontuário do paciente.

Pronto-Socorro e Ambulatório – Saúde Suplementar

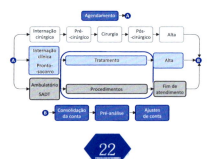

Sistema	Processo	Receita	Obrigação
SS	Tratamento no pronto-socorro ou ambulatório	Taxa de sala	Evidências
		Honorários médicos	Evidências
		Taxas	Evidências
		Medicamentos	Prescrição/Checagem
		Materiais	Evidências
		OPME	Registro de procedimento/ Evidências
		Medicamento de alto custo	Prescrição/Checagem/ Justificativa
		Exames	Prescrição/Laudo
		Gases	Prescrição/Checagem

Nos atendimentos em Pronto-Socorro e Ambulatório na Saúde Suplementar são realizados os lançamentos:
- Taxas de Sala, Honorários Médicos, Taxas Multidisciplinares e Taxas Hospitalares, que devem estar evidenciados nos registros do prontuário;
- Materiais, que devem ser compatíveis com os procedimentos ou registros específicos;
- Medicamentos, que devem estar prescritos e checados:
  - Eventualmente se utilizados medicamentos de alto custo, devem ser também justificados.
- Gases, que devem estar prescritos e checados, ou serem implícitos aos procedimentos realizados;
- OPME deve estar evidenciado no registro do procedimento:
  - Raramente é utilizado no pronto-socorro, mas pode ser comum em determinados atendimentos ambulatoriais;
  - Raramente são muito caros, mas quando são geralmente exigem evidência de aquisição específica para o paciente.

S.A.D.T.

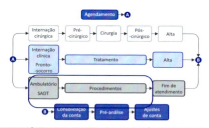

Sistema	Processo	Receita	Obrigação
SUS	SADT	Exame de baixa complexidade	Pedido/BPA
		Exame de média e alta complexidade ou terapia	Pedido/APAC
		Exame	Pedido/Laudo
		Contraste	Compatibilidade/Evidências
		Filme	Compatibilidade
		Radiofármaco	Compatibilidade/Evidências
		Procedimento (terapia)	Registro/Evidência

Nos atendimentos tipo SADT:
- No SUS:
  - No caso de exames de baixa e média complexidades, o lançamento é feito em BPA:
  - Exame de Laboratório, Radiologia Geral etc.
  - No caso de exames de alta complexidade ou terapias, o lançamento é feito na APAC:
  - Tomografia Computadorizada, Ressonância Magnética etc.
- Na Saúde Suplementar:
  - O lançamento básico na conta é o exame propriamente dito;

- Dependendo do exame pode ser lançado também algum tipo de insumo. Por exemplo: no exame de radiologia geral pode ser lançado o filme.
• Em qualquer situação o pedido do exame e o laudo são as evidências exigidas.

APRESENTAÇÃO DAS CONTAS

As contas não são apresentadas da mesma forma, nem no SUS nem na Saúde Suplementar. Uma combinação de parâmetros exige que o faturamento faça a instrução de processos diferentes.

Tipos de Contas

O primeiro parâmetro se refere aos tipos de contas, que definem a forma como a conta é apresentada ao provedor, ou seja, o instrumento que formaliza a conta.

SUS

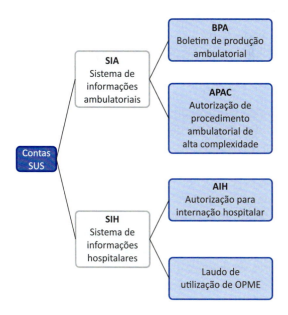

No SUS, existem dois sistemas de processamento de contas.

SIA – Sistema de Informações Ambulatoriais
É o sistema que processa as contas de atendimentos ambulatoriais e de SADT, em que existem dois documentos básicos:
- BPA – Boletim de Produção Ambulatorial:
  - Utilizado para faturar procedimento de baixa ou média complexidade;
  - Exemplos: consultas, exames físicos para determinação de diagnóstico;
  - O BPA pode ser:
    - Individual (BPA-I), que identifica o paciente individualmente;
    - Coletivo (BPA-C), que não identifica individualmente os pacientes;
    - O BPA-C é uma forma simplificada de apontar os procedimentos de baixa complexidade, e cujo custo de identificação individual é muito elevado em relação à receita que ele gera – por exemplo as consultas ambulatoriais.
- APAC – Autorização de Procedimento Ambulatorial de Alta Complexidade:
  - Utilizado para faturar procedimento de alta complexidade;
  - Exemplos: exame de tomografia, sessão de hemodiálise.

SIH – Sistema de Informações Hospitalares
É o sistema que processa contas de Internação e Pronto-Socorro, em que existem dois documentos básicos:
- AIH – Autorização para Internação Hospitalar:
  - Documento onde os lançamentos da internação do atendimento do pronto-socorro são lançados;
  - A AIH pode conter inúmeros lançamentos, e não só o lançamento do procedimento principal como a maioria das pessoas indevidamente pensam.
- Laudo de utilização de OPME:
  - Documento que formaliza a utilização de OPME no procedimento, e o diagnóstico associado;
  - O laudo não é remetido para o órgão provedor, mas é documento obrigatório para evidenciar a utilização do OPME.

Esses sistemas valem para todo o sistema SUS, e suas regras não variam: qualquer hospital, independente do contrato formalizado com o SUS, ou do enquadramento do procedimento nos tipos de financiamento, sempre fará uso desses instrumentos.

Saúde Suplementar

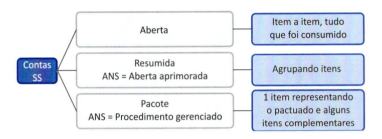

Na saúde suplementar, o tipo de conta padrão é o chamado "conta aberta". Mas dependendo do contrato, a conveniência para a Operadora, ou para o Hospital, ou para ambos, define outros dois tipos de contas.

Conta aberta
- Todos os itens são lançados, representando em detalhes todos os procedimentos realizados e todos os insumos utilizados nos procedimentos;
- É a forma mais trabalhosa de apresentação de conta, mas é a mais justa:
  - Primeiro porque permite aferir detalhadamente tudo que está sendo cobrado;
  - E segundo porque não existe "compensação", ou seja, nada é cobrado a partir de uma média, onerando a conta de um paciente em detrimento de outro.

Conta resumida
- Chamada pela ANS de "Conta Aberta Aprimorada";
- Agrupa determinados itens, reduzindo o volume de itens da conta;
- Cada grupo geralmente representa "um lote" de procedimentos. Por exemplo:
  - Na conta aberta é cobrada a diária, e separadamente di-

versas taxas de uso de equipamentos e serviços multidisciplinares de monitoração;
- Na conta resumida Operadora e Hospital ajustam o valor de um "diarião" que inclui diária e taxas.
• Como o acordo parte de uma média histórica:
  - Em algumas contas o hospital "ganha" porque pode haver menos incidência de serviço do que a média, e "perde" em outros casos, havendo compensação no geral;
  - Mas sob o ponto de vista do custo para o paciente, isso reflete a prática de algo de um paciente ser cobrado de outro. Com um paciente pode estar pagando pelo outro de acordo com uma média, não se configura como algo justo para o consumidor.

Pacote
• Clamada pela ANS de "Procedimento Gerenciado";
• Agrupa a maior parte dos itens da conta, ou todos os itens da conta em apenas um item;
• O processo Faturamento-Auditoria-Glosa fica mais simples, mas tem o viés de não ser interessante comercialmente para o Hospital, porque traz para o hospital o risco do preço fixo para algo cujo custo é variável:
  - A operadora de planos de saúde existe em função do risco, e ela costuma ter uma estrutura atuarial adequada para lidar com ele;
  - O hospital, ao contrário, não é uma empresa orientada pelos estudos atuariais – não sabe lidar com o risco, e geralmente perde quando é obrigado a conviver com ele.

Essas variações são negociadas entre o hospital e cada operadora:
• Não é raro que a negociação para enquadramento das contas nestas situações defina a combinação delas caso a caso, plano a plano, operadora por operadora;
• O mercado tende a fazer com que o hospital lide com pacotes diferentes para o mesmo atendimento/procedimento, dependendo da operadora. Por exemplo: para a Operadora A o pacote parto normal é definido de uma forma, e para a Operadora B pode ser completamente diferente;

- Só esta particularidade da Saúde Suplementar já é suficiente para tornar a atividade de faturamento em hospitais extremamente complexa – o mesmo produto sendo vendido de forma diferente dependendo do cliente, e a diferença não se resume ao preço diferente, mas a forma de apresentação da conta. E como se uma montadora de veículos ao vender um carro, dependendo do cliente especificar na nota "1 carro", ou "cada um dos itens utilizados para produzir o carro".

Abrangência da Conta

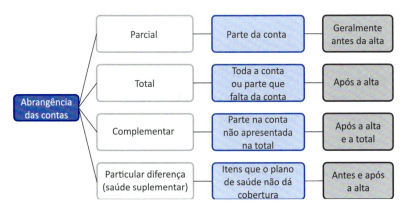

Não seria viável para o hospital apresentar as contas somente após a alta do paciente. Por isso, as contas têm abrangência diferentes.

Parcial

- Aplicável nas internações, representa uma fração do período de atendimento do paciente;
- O contrato define o período padrão. Por exemplo: em cardiologia costuma-se fechar as contas parciais de dez em dez dias.

Total

- Na internação:
    - Quando existem contas parciais, a total representa o último período da internação;

- Quando não existem parciais, representa o período total de internação.
- Nos demais tipos de atendimento sempre representa o atendimento total.

Complementar

- Na saúde suplementar, quando algum item fica divergente no Capeante, a Conta Total sai sem este item, e após recurso ou negociação o item é apresentado;
- No SUS ou na Saúde Suplementar, para apresentar item que não é possível faturar no momento do fechamento da Conta Total. Por exemplo: se prescrito e um exame anátomo patológico, a peça foi colhida, mas o tempo de análise é longo, ou exigirá estudos complementares.

Particular Diferença

- Só se aplica na Saúde Suplementar;
- Tem diversos nomes: Extra Convênio, Sem Cobertura e outros;
- É a conta que é apresentada para o paciente pagar porque:
  - O plano de saúde da operadora não dá cobertura:
    - Itens que não estão no Rol da ANS e justificadamente são devidos;
    - Itens supérfluos, relacionados à hotelaria hospitalar, consumidos por opção do paciente.
  - Ou a operadora negou cobertura indevidamente:
    - Geralmente são os casos do final do processo glosa-recurso, sem consenso entre as partes.

No SUS, contas parciais, totais e complementares são livremente utilizadas, e a única restrição é que não podem ser apresentadas fora do prazo.

Na Saúde Suplementar:
- Contas Parciais e Complementares dependem dos contratos, caso a caso;
- Conta Particular Diferença não depende de contrato:
  - Isso causa especial polêmica no caso de contratos que

têm cláusula que proíbe o hospital de cobrar alguma coisa diretamente do beneficiário do plano:
- A cláusula protege o paciente de cobrança indevida, mas não serve para evitar que o plano de saúde glose indiscriminadamente as contas hospitalares;
- A Conta Particular Diferença é o único instrumento que o hospital possui nos casos em que a Operadora tenta utilizar mecanismos para postergar o pagamento de contas.

A utilização da conta de abrangência mais adequada só traz benefícios ao hospital quando existe gestão adequada por parte do faturamento do fluxo das contas e da agenda de auditoria, remessa e recursos de glosas.

LANÇAMENTOS NAS CONTAS

Regras e práticas comerciais entre Operadoras e Hospitais no Brasil são extremamente complexas. Uma infinidade delas permeia o Departamento Faturamento Hospitalar, tornando-o uma área muito diferente de todos os departamentos de faturamento de outros tipos de empresa, inclusive o das operadoras.

REGRAS E PRÁTICAS

No SUS, as regras são rígidas o que facilita o entendimento dos faturistas em relação à Saúde Suplementar, onde além da particularidade de regras para cada Plano de cada Operadora de Planos de Saúde, ainda existem práticas que são adotadas como regras, uma vez que não constam no contrato e nas leis.

Regras SUS

A Tabela SIGTAP contempla ações assistenciais e administrativas. Serve tanto para remunerar pelos serviços assistenciais, como pelos serviços de retaguarda administrativa dos hospitais públicos. Por ser extremamente abrangente, os lançamentos nos instrumentos de faturamento não se prestam apenas a remunerar pelos serviços, mas também para avaliar a produção e produtividade dos serviços de saúde.

É estruturada em oito grupos:

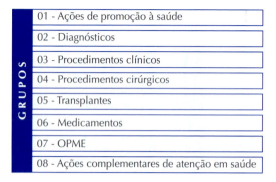

Grupo 01 – Ações de Promoção à Saúde

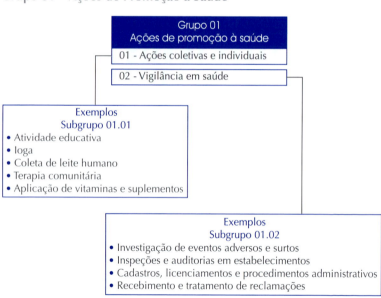

Subdividido em dois subgrupos:
- 01 – Ações Coletivas e Individuais:
  - Contém, entre várias outras, atividades educativas, sessões de terapia tipo Ioga, coleta de sangue humano e terapias comunitárias.
- 02 – Vigilância em Saúde
  - Contém, entre várias outras, atividades de investigação

de eventos adversos e surtos, inspeções e auditorias em estabelecimentos, cadastros e recebimento e tratamento de reclamações.

GRUPOS
01 - Ações de promoção à saúde
02 - Diagnósticos
03 - Procedimentos clínicos
04 - Procedimentos cirúrgicos
05 - Transplantes
06 - Medicamentos
07 - OPME
08 - Ações complementares de atenção em saúde

Grupo 01 - Ações de promoção à saúde
Infinidade de documentos:
- Maior parte dos documentos de origem "não padronizada"

Boa parte não relacionada diretamente à atividade assistencial do paciente:
- Atividades da retaguarda administrativo-financeira (ex.: gestão de reclamações)
- Estudos (ex.: aprovação de projetos básicos)
- Inspeções (ex.: inspeção sanitária)
- Organização (ex.: implantação de POPs)

Os lançamentos relacionados com esse grupo se originam da formalização de uma infinidade de documentos não padronizados, e boa parte desses lançamentos não se relacionam com a atividade assistencial prestada pelo hospital aos pacientes.

Grupo 02 – Diagnósticos

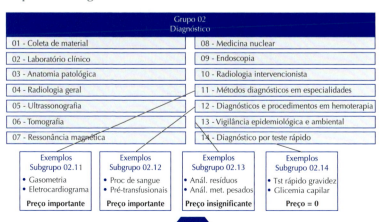

Subdividido em 14 subgrupos:
- Cada subgrupo refere-se a uma especialidade de diagnóstico, similar à forma como são organizados os capítulos de diagnósticos nas tabelas de honorários médicos da saúde suplementar;
- São pontos de atenção nos hospitais públicos o subfaturamento dos grupos 11, 12, 13 e 14;
- Diferente dos demais tipos de exames dos outros grupos, os exames desses grupos não são necessariamente realizados no mesmo local – podem ocorrer em diversos locais – o que dificulta o apontamento e o fluxo de informação para que o Faturamento identifique e faça o lançamento adequadamente;
- Por exemplo:
  - Os exames de tomografia são realizados exclusivamente no local onde fica o Tomógrafo, e a estrutura administrativa do local realiza os registros e apontamentos na sua própria rotina de atendimento;
  - Já os exames de eletrocardiograma podem ser realizados em salas ambulatoriais multiuso, à beira do leito na internação etc. – o profissional que realiza o exame não necessariamente tem dedicação exclusiva para esta atividade, razão pela qual o registro e o encaminhamento da informação pode não chegar ao Faturamento.

GRUPOS	
01 - Ações de promoção à saúde	
02 - Diagnósticos	
03 - Procedimentos clínicos	
04 - Procedimentos cirúrgicos	
05 - Transplantes	
06 - Medicamentos	
07 - OPME	
08 - Ações complementares de atenção em saúde	

Grupo 02 - Diagnóstico
Basicamento o laudo
Ponto de atenção:
- O pedido (ou prescrição) pode ser extrema

A evidência da realização do exame é o laudo.

Grupo 03 – Procedimentos Clínicos

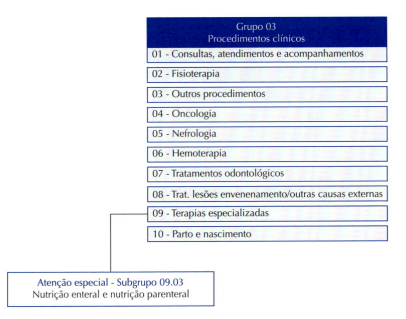

Subdividido em dez subgrupos:
- Alguns subgrupos correspondem a uma disciplina específica, como o caso do 02 – Fisioterapia;
- Alguns referem-se a todos os profissionais multidisciplinares que atuam em determinadas ações ou procedimentos, como o caso do 03 – Outros Procedimentos;
- Por estar relacionado a atividade de todos os profissionais multidisciplinares do hospital representam a mais complexa atividade de coleta de informações para faturamento:
  - Cada serviço hospitalar tem sua dinâmica própria, localiza-se fisicamente de forma dispersa, e possui estruturas organizacionais das mais variadas: algumas diretorias divididas em gerências, e outras simples coordenação muitas vezes resumida a um único profissional;
  - Este cenário é propício ao subfaturamento – perda de receita.

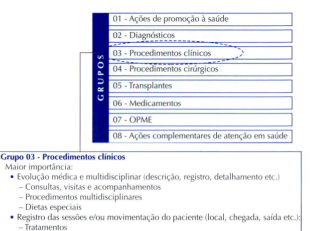

Grupo 03 - Procedimentos clínicos
Maior importância:
- Evolução médica e multidisciplinar (descrição, registro, detalhamento etc.)
  – Consultas, visitas e acompanhamentos
  – Procedimentos multidisciplinares
  – Dietas especiais
- Registro das sessões e/ou movimentação do paciente (local, chegada, saída etc.):
  – Tratamentos
  – Terapia
  – Diárias globais

Um exemplo típico de subfaturamento está relacionado com as dietas especiais (enterais e parenterais):

- Em geral, a estrutura hospitalar que controla (serviço de nutrição e farmácia hospitalar, respectivamente) costuma exercer rígido controle para liberação dos pagamentos aos fornecedores, uma vez que a regra é adquirir esses produtos no mercado e não produzir dentro do hospital;
- Mas essas estruturas geralmente não desenham seu fluxo de controle de modo que a informação da ministração da dieta ao paciente chegue no Faturamento – e a perda de receita se realiza.

Grupo 04 – Procedimentos Cirúrgicos

Grupo 04 Procedimentos cirúrgicos	
01 - Pequena cirurgia/cir. pele, tecido ou mucosa	10 - Mama
02 - Glândulas endócrinas	11 - Obstétrica
03 - Sistema nervoso central periférico	12 - Torácico
04 - Vias aéreas sup./face/cabeça/pescoço	13 - Reparadora
05 - Aparelho da visão	14 - Bucomaxilofacial
06 - Aparelho circulatório	15 - Outras cirurgias
07 - Aparelho digestivo/anexos parede abdominal	16 - Oncológica
08 - Sistema osteomuscular	17 - Anestesiologia
09 - Aparelho genitário	18 - Nefrologia

Subdividido em 18 subgrupos:
- Cada subgrupo correspondendo a uma especialidade cirúrgica, similar à forma como são estruturados os capítulos das tabelas de honorários médicos da Saúde Suplementar;
- Os lançamentos deste grupo representam o maior volume de faturamento das contas – geralmente os procedimentos cirúrgicos representam mais de 75% do valor total do faturamento.

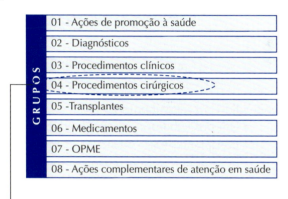

Grupo 04 - Procedimentos cirúrgicos
- Registro da cirurgia
  - Descrição da cirurgia
  - Movimentação do paciente (chegada no CC, saída etc.)
- Descrição do procedimento
- Ficha de anestesia
- Participantes:
  - Responsável
  - Auxiliares
  - Etc.

Por serem os lançamentos de maior valor unitário são os de maior atenção das auditorias:
- As evidências dos lançamentos costumam ser rigorosamente aferidas;
- A descrição da cirurgia, a ficha de anestesia, e outros registros do Centro Cirúrgico e RPA são o foco da atividade de auditoria desses lançamentos.

Grupo 05 – Transplantes

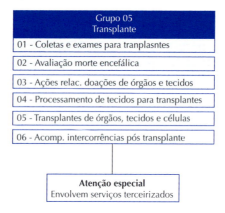

Subdividido em seis subgrupos:
- Um dos subgrupos não é diretamente relacionado com os transplantes (02 – Avaliação de Morte Encefálica), mas está nesse grupo porque a avaliação positiva costuma ser a origem do processo de doação de órgãos;
- Os demais são especialidades diretamente relacionadas.

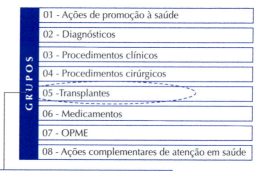

Grupo 05 - Transplantes
- Registro do ato
  - Descrição
  - Movimentação do receptor (chagada no local, saída etc)
  - Movimentação do doador
- Rastreabilidade do órgão, tecido etc:
  - Implantado
  - Retirado/descartado
- Ficha de anestesia
- Participantes:
  - Responsável
  - Auxiliares
  - Etc.

As auditorias nos lançamentos destes procedimentos são extremamente rigorosas:
- Não só pelo aspecto da remuneração financeira pelo serviço prestado pelo hospital ao SUS;
- Principalmente pelo fato dos transplantes serem organizados em filas únicas, que não podem ser "furadas" por interesses particulares;
- A aferição dos registros é feita abrangendo aspectos de rastreabilidade tanto dos órgãos, quanto da movimentação dos doadores e receptores, quando necessário;
- O faturamento da conta acaba sendo na prática a sinalização que os órgãos reguladores necessitam para auditar os casos.

Grupo 06 – Medicamentos

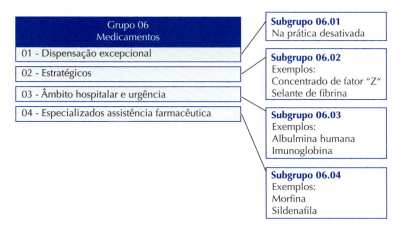

Subdividido em quatro subgrupos:
- Os grupos não são organizados por tipo de medicamento, mas sim pela associação do medicamento à forma de atenção assistencial. Não se dividem em psicotrópicos, analgésicos etc. – dividem-se em estratégicos para o sistema de saúde, especializados da assistência farmacêutica etc.
- Boa parte dos itens não associa valor, mas o apontamento é fundamental para o repasse de recursos para aquisição, ou mesmo o indicador direto de suprimento de medicamentos para o serviço de saúde.

GRUPOS	
	01 - Ações de promoção à saúde
	02 - Diagnósticos
	03 - Procedimentos clínicos
	04 - Procedimentos cirúrgicos
	05 - Transplantes
	06 - Medicamentos
	07 - OPME
	08 - Ações complementares de atenção em saúde

Grupo 06 - Medicamentos
Prescrição
Checagem da ministração
Dependendo do contrato do hospital com o SUS:
- Rastreabilidade
- Nota fiscal de aquisição específica para o paciente

O lançamento deve estar suportado por formalização do consumo:
- A prescrição e checagem da prescrição dos medicamentos consumidos dentro do ambiente hospitalar;
- A receita e o comprovante de entrega dos medicamentos nas farmácias ambulatoriais.

O medicamento de alto custo consumido nas internações pode ser lançado nas AIHs e representam uma receita significativa. Pelo desconhecimento o fluxo de dispensação não contempla a notificação ao Faturamento, e esta receita é subfaturada com muita frequência, especialmente nos hospitais públicos. A assistência farmacêutica costuma ser um item subfaturado porque o item encontra-se em outro grupo da Tabela SIGTAP – é comum o lançamento do medicamento sem o lançamento da assistência, configurando perda de receita.

Grupo 07 – OPME

Subdividido em dois subgrupos:
- O subgrupo 01 refere-se ao OPME não relacionado ao ato cirúrgico, especialmente ao utilizado nos atendimentos ambulatoriais:

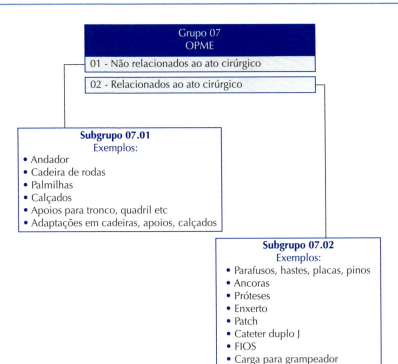

- É muito frequente no sistema público de saúde a entrega da OPME aos pacientes enquadrados em assistência de reabilitação;
- O lançamento do OPME propriamente dito costuma ser feito com certa precisão, mas os que se referem aos procedimentos, especialmente de adaptação, costumam ser subfaturados por desconhecimento da possibilidade de lançar.
- O subgrupo 02 refere-se ao OPME relacionado ao ato cirúrgico:
- O registro da utilização geralmente costuma ser feito, e é facilmente identificado pelo faturamento, mas é comum o subfaturamento de alguns itens (ex: carga para grampeador);
- Mas a compatibilidade entre o OPME, a cirurgia e o diagnóstico do paciente nem sempre está de acordo com alguma definição da Tabela SIGTAP, e a consequência pode ser

subfaturar, o que representa a perda de uma receita significativa para o hospital.

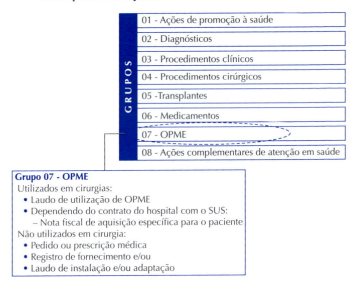

O laudo de utilização de OPME, a descrição do procedimento de adaptação, e a nota fiscal de aquisição são evidências para os lançamentos, dependendo do caso particular.

Grupo 08 – Ações Complementares de Atenção em Saúde

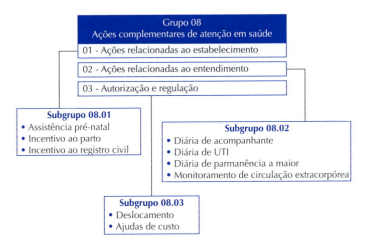

Subdividido em três subgrupos:
- Cada um dispõe uma série de itens que podem ser lançados nos mais variados tipos de atendimento hospitalar;
- Especialmente para as internações são itens de valores pequenos, mas que somados representam um valor significativo em relação ao total da conta.

GRUPOS:
- 01 - Ações de promoção à saúde
- 02 - Diagnósticos
- 03 - Procedimentos clínicos
- 04 - Procedimentos cirúrgicos
- 05 - Transplantes
- 06 - Medicamentos
- 07 - OPME
- 08 - Ações complementares de atenção em saúde

Grupo 08 - Ações complementares de atenção à saúde
Grupo 08.01 - Ações relacionadas ao estabelecimento
- Registro da recepção e de áreas de retaguarda

Grupo 08.02 - Ações relacionadas ao atendimento
- Registros da movimentação do paciente nas unidades de internação
- Registros da movimentação dos acompanhantes nas unidades de internação

Grupo 08.03 - Autorizado/regulação
- Registros do serviço de transporte
- Registros de nutrição

Dada a baixa qualidade da informação hospitalar, alguns itens de valor significativo na formação das contas são comumente subfaturados porque o fluxo de informação não privilegia sua identificação. Entre inúmeros casos frequente e recorrentes de subfaturamento, os principais são:
- Diária em UTI – basta comparar o volume de pacientes-dia dos pacientes em UTI do hospital com o volume de diárias lançadas em AIHs para verificar a perda de receita;
- Diária de Acompanhante – não lançadas porque a informação geralmente não chega ao Faturamento;
- Diária de Permanência a Maior – não lançadas porque geralmente o Faturamento não conhece a regra de cálculo;
- Incentivo ao Parto e ao Registro Civil – não lançados por desconhecimento da possibilidade de lançar;

- Monitoramento de Circulação Extracorpórea – não lançado ou por desconhecimento da possibilidade de lançar, ou pela dificuldade de identificação nos registros assistenciais.

Características da Tabela SIGTAP

A Tabela SIGTAP pode ser acessada diretamente pela Internet (site do Datasus):
- Tudo que é acessado na Internet pode ser baixado em formato compatível com o Microsoft Excel®;
- E existem versões do sistema para serem utilizados sem a necessidade da conexão permanente com a Internet: pode-se baixar o programa e carregar os dados periodicamente.

Ao acessar a tabela, pode-se fazer uma pesquisa direta pelo código do item ou, caso não saiba o código, fazer uma pesquisa que pode ser por grupo, subgrupo, nome etc.

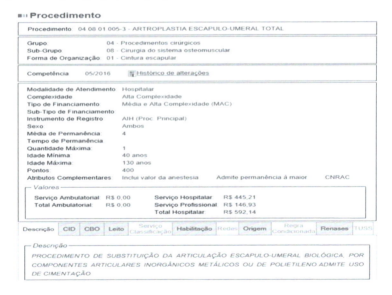

Tudo que é necessário para faturar o item é apresentado – não é necessária qualquer outra referência:

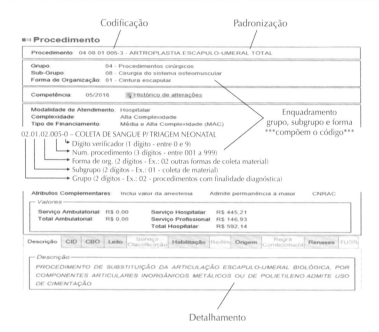

- O próprio código do item é formado pela estruturação dos códigos do grupo e subgrupo;
- O nome do item é padronizado em qualquer referência do item para o SUS;

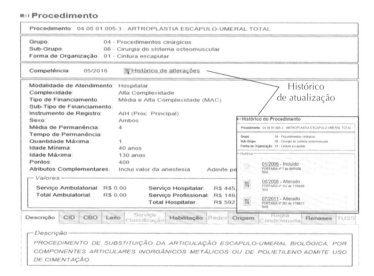

- A maioria dos itens tem sua descrição formalizada na própria tabela – esta descrição é a base para dirimir dúvidas, não sendo na prática aceita alguma outra, por exemplo, nos casos de auditoria.
-

A própria tabela mantém o histórico de atualização do item. Pode-se consultar as regras que valem para o item hoje, e quais as que valeram desde o momento que o item foi criado.

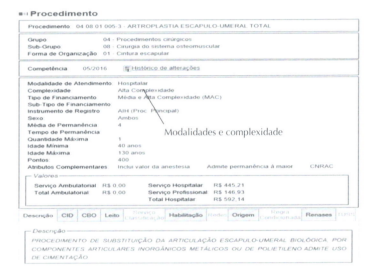

A própria tabela define em que tipos de atendimento o item pode ser lançado em contas do SUS:
- Ambulatorial – o paciente é atendido, de forma programada ou não, sem necessidade de utilizar a estrutura hospitalar;
- Hospitalar – o paciente ocupa um leito hospitalar por um período superior a 24 horas;
- Hospital-Dia – o paciente ocupa um leito hospitalar por um período inferior a 24 horas;
- Internação Domiciliar – o paciente permanece no seu domicílio e recebe os cuidados dos profissionais do hospital responsável pelo seu acompanhamento;
- Não se aplica – item que não tem relação ao tipo de atendimento. Ex.: OPME, Atividade Administrativa etc.

Gestão do Faturamento e Auditoria de Contas Hospitalares

Procedimento

Procedimento:	04.08.01.005-3 - ARTROPLASTIA ESCAPULO-UMERAL TOTAL
Grupo:	04 - Procedimentos cirúrgicos
Sub-Grupo:	08 - Cirurgia do sistema osteomuscular
Forma de Organização:	01 - Cintura escapular
Competência:	05/2016 📝 Histórico de alterações

Modalidade de Atendimento:	Hospitalar
Complexidade:	Alta Complexidade
Tipo de Financiamento:	Média e Alta Complexidade (MAC) ← Tipo de financiamento
Sub-Tipo de Financiamento:	
Instrumento de Registro:	AIH (Proc. Principal)
Sexo:	Ambos
Média de Permanência:	4
Tempo de Permanência:	
Quantidade Máxima:	1
Idade Mínima:	40 anos
Idade Máxima:	130 anos
Pontos:	400
Atributos Complementares:	Inclui valor da anestesia Admite permanência à maior CNRAC

Valores

Serviço Ambulatorial:	R$ 0,00	Serviço Hospitalar:	R$ 445,21
Total Ambulatorial:	R$ 0,00	Serviço Profissional:	R$ 146,93
		Total Hospitalar:	R$ 592,14

| Descrição | CID | CBO | Leito | Serviço Classificação | Habilitação | Redes | Origem | Regra Condicionada | Renases | TUSS |

Descrição
PROCEDIMENTO DE SUBSTITUIÇÃO DA ARTICULAÇÃO ESCAPULO-UMERAL BIOLÓGICA, POR COMPONENTES ARTICULARES INORGÂNICOS METÁLICOS OU DE POLIETILENO.ADMITE USO DE CIMENTAÇÃO.

Tipo de financiamento associado ao item:
- Piso da Atenção Básica (PAB):
  - Transferido previamente pelo Ministério da Saúde aos municípios:
    - **PAB Fixo:** custeio de ações de atenção básica à saúde. Recursos transferidos mensalmente;
    - **PAB Variável:** custeio de estratégias, realizadas no âmbito da atenção básica em Saúde.
- Média e Alta Complexidade (MAC):
  - Teto livre de média e alta complexidade transferido previamente pelo Ministério da Saúde aos gestores municipais e estaduais devidamente habilitados. Periodicidade mensal.
- Fundo de Ações Estratégicas e Compensação (FAEC):
  - Transferido mensalmente por produção após o envio da base de dados ao Ministério da Saúde.
- Incremento:
  - Porcentual acrescido ao valor do procedimento. Vinculado à habilitação do estabelecimento.
- Mutirão:
  - Ação coordenada para atender necessidade específica de uma região/endemia/patologia/etc.;
  - Transferido mensalmente por produção após o envio da base de dados ao Ministério da Saúde.

O tipo de financiamento influencia especialmente duas definições:
- Preço:
  - O preço do item é sempre o mesmo para qualquer tipo de estabelecimento em qualquer lugar do Brasil;
  - Exceto nos casos de incremento e mutirão em que o SUS tem especial interesse em um estabelecimento, ou na realização de determinado procedimento, e majora o preço para que o resultado assistencial se intensifique:
    - O incremento de preço é atribuído, por exemplo, para hospitais que desenvolvem novas técnicas assistenciais – na teoria serve para financiar o desenvolvimento da nova técnica;
    - O mutirão é decretado para diminuir a fila de espera para realização de um determinado procedimento – ao majorar o preço a fila naturalmente anda mais rapidamente;
- Fluxo de Caixa Hospitalar:
  - Dependendo do tipo de financiamento o repasse é fixo ou variável conforme produção;
  - O repasse fixo é definido e reavaliado periodicamente conforme a produção, portanto independente do tipo de financiamento o apontamento da produção (o faturamento hospitalar) não pode jamais ser negligenciado.

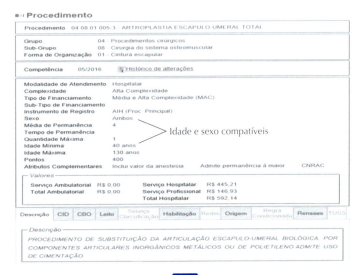

A tabela descreve compatibilidades de idade e sexo do paciente com o item: não se pode, por exemplo, lançar um parto para homem, ou um "teste do pezinho" para indivíduo de 80 anos de idade.

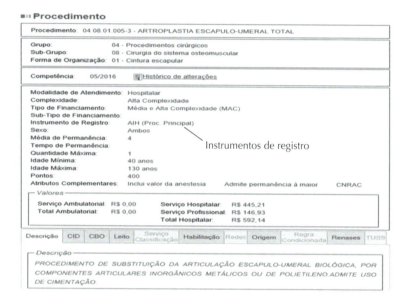

A própria tabela define o instrumento de registro em que o item pode ser lançado:
- Boletim de Produção Ambulatorial Consolidado (BPA-C):
  - Permite o registro de procedimento de forma agregada, e que dispensa o processo de autorização.
- Boletim de Produção Ambulatorial Individualizado (BPA-I):
  - Permite o registro do procedimento de forma individualizada, com identificação do usuário, bem como sua procedência, idade, sexo, CID etc.;
  - A exigência de autorização fica a critério do órgão gestor dos recursos.
- Autorização de Procedimento Ambulatorial (APAC – Procedimento Principal):
  - Permite o registro do procedimento de forma individualizada, que necessita de autorização prévia e que gera a emissão da APAC;

- Utilizada para tratamento contínuo e/ou que tenham associação de procedimentos principal e secundários e/ou que integram políticas específicas do Ministério da Saúde.
• Autorização de Procedimento Ambulatorial (APAC – Procedimento Secundário):
  - Não necessita de autorização prévia, e sua inserção na APAC depende da compatibilidade com o Procedimento Principal.
• Autorização de Internação Hospitalar (AIH – Procedimento Principal):
  - Permite o registro de múltiplos procedimentos, necessita de autorização prévia e gera a emissão da AIH.
• Autorização de Internação Hospitalar (AIH – Procedimento Especial):
  - Permite o lançamento de procedimento que necessita de autorização, mas não gera a emissão de AIH. Deve ser compatível com o procedimento principal da AIH.
• Autorização de Internação Hospitalar (AIH – Procedimento Secundário):
  - Permite o lançamento de procedimento que não necessita de autorização e nem gera a emissão de AIH. Deve ser compatível com o procedimento principal da AIH.
• Registro das Ações Ambulatoriais de Saúde (RAAS):
  - Instrumento específico para atenção domiciliar e Atenção Psicossocial;
  - Contempla itens especialmente para hospitais psiquiátricos e centros de acolhimento de dependentes de álcool e drogas.

Quantidade Máxima:
• Limite máximo de lançamentos do procedimento permitido para o tratamento;
• Nos procedimentos com permanência por dia, portanto sem média de permanência, define o quantitativo máximo por AIH;
• No caso de órteses e próteses, por exemplo, define a quantidade máxima permitida por procedimento.

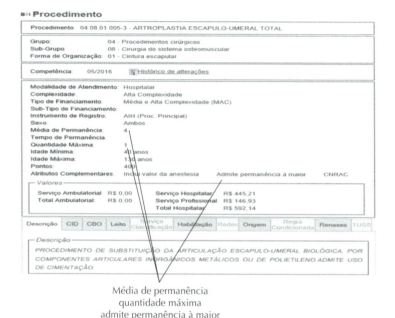

Média de permanência
quantidade máxima
admite permanência à maior

Média de Permanência:
- É a quantidade média de dias prevista de internação para o procedimento;
- É apontada somente com relação ao procedimento principal.

Admite Permanência à Maior:
- Caso o parâmetro seja não, o SUS não remunera diárias adicionais se o paciente ficar internado em período superior à média de permanência;
- Caso o parâmetro seja sim, o SUS permite o lançamento de diárias complementares quando o período de permanência for maior que o dobro da média. Exemplo:
  - Se a média de permanência é quatro dias e o paciente ficou 11 dias;
  - Até oito dias, as diárias estão implícitas no lançamento do procedimento principal;
  - A partir do 9º dia podem ser lançadas as diárias complementares, ou seja, no caso podem ser lançadas 3 diárias complementares na AIH.

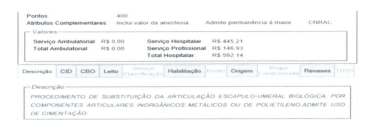

Valor pago pelo SUS:
- No caso de Serviços Hospitalares:
  - É decomposto em duas partes:
    - SH, ou serviço hospitalar, é o preço correspondente aos recursos do hospital;
    - SP, ou serviço profissional, é o preço correspondente aos honorários médicos.
  - Total hospitalar é a soma dos dois. Na teoria, o SP seria destinado ao médico e o SH ao hospital, mas na prática os médicos são remunerados de outra forma, e o valor total fica com o hospital.
- No caso de Serviços Hospitalares o valor do Serviço Ambulatorial é o mesmo que o Valor Total.

Inclui valor da anestesia:
- É um atributo da tabela que indica se no valor do procedimento já está incluso o preço da anestesia;
- Se estiver, o lançamento é apenas do procedimento;
- Se não estiver é possível lançar o procedimento e também os itens complementares referentes à anestesia, que podem ser o procedimento do anestesista e/ou os insumos.

O valor de um mesmo item da tabela pode ser diferente se for realizado em internação ou no ambulatório:

- Geralmente a diferença é a parcela SP (serviço profissional);
- Mas pode não ser. Por exemplo: os exames de baixa complexidade têm valor quando lançados em serviço ambulatorial, mas não tem valor quando lançados em AIHs;
- Essa regra leva a gestão hospitalar a avaliar se é conveniente internar o paciente um dia antes para realização de exames:
  - Se ele não necessita estar internado para a realização do exame é melhor atende-lo no ambulatório para isso e depois internar, realizando assim uma receita que seria perdida!

SUS tem uma sugestão para pagamento de honorários médicos:
- Essa regra é muito pouco aplicada na prática;
- No Brasil a maioria absoluta dos médicos que atende pacientes no sistema SUS tem remuneração fixa para tal;
- Mas a regra do SUS pode ser utilizada como critério para pagamento de produtividade – utiliza-se o critério, mas outra base de preços.

O critério sugerido pelo SUS é basicamente a aplicação de uma "regra de três", distribuindo o valor do serviço profissional entre os médicos que participam do procedimento.

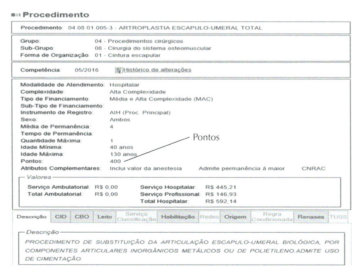

Pontos:
- Referente ao valor "Serviços Profissionais" (SP) para subsidiar o cálculo do valor a ser rateado entre profissionais médicos/cirurgiões dentistas envolvidos na realização do procedimento;
- Com base nesse parâmetro da tabela, é aplicada a "regra de três".

Exemplo:
- Procedimento com 1 Cirurgião, 1 Anestesista, 2 Auxiliares
- SP – Serviço Profissional = 833,00
- Quantidade de Pontos no SIGTAP = 1.800

O valor a ser recebido pelo Anestesista é sempre 30% do valor do SP (Serviço Profissional):
- No exemplo: R$ 833,00 × 30% = R$ 249,90

Pontos para demais participantes (exceto anestesista, que já foi calculado):
- Cirurgião = 1.800
- 1º Auxiliar = 1.800 × 30% = 540
- 2º Auxiliar = 1.800 × 20 % = 360
- Para demais auxiliares caso exista = 20% cada
- Total de pontos da equipe = 2.700

Cálculo do valor de cada ponto:
- R$ 833,00 (total do valor SP) – R$ 249,90 (valor no Anestesista) = R$ 583,10
- R$ 583,10/2700 (total de pontos) = 0, 21596

Valor a ser pago para Cirurgião, 1º Auxiliar, 2º Auxiliar:
- Cirurgião: 1800 × 0,21596 = R$ 388,73
- 1º Auxiliar: 540 × 0,21596 = R$ 116,62
- 2º Auxiliar: 360 × 0,21596 = R$ 77,75

O valor total pago pelo SUS é sempre o mesmo, independente da quantidade de profissionais. O critério serve apenas para sugerir a divisão entre eles.

Gestão do Faturamento e Auditoria de Contas Hospitalares

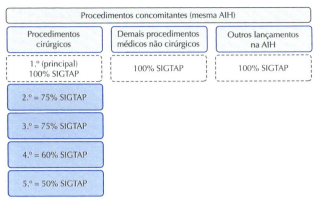

No caso de procedimentos cirúrgicos concomitantes, o valor de cada procedimento é reduzido conforme tabela acima. Nos demais procedimentos, não cirúrgicos e ambulatoriais, não existe redução.

A tabela descreve uma série de compatibilidades. A regra é bem rígida – não se consegue lançar algo que esteja incompatível com os parâmetros.

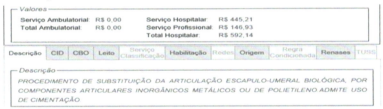

Será aferido se o item lançado é compatível com o CBO (código brasileiro de ocupação – profissão) do profissional.

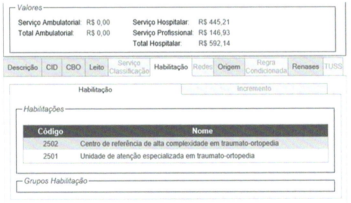

Será aferido se o estabelecimento (o hospital) é habilitado para realizar o procedimento.
- Procedimento × CBO
- Procedimento × Categoria de CBO
- Procedimento × Regras condicionadas
- Procedimento × Renases
- Procedimento × Tuss
- Procedimento × CID
- Procedimento × Habilitação
- Procedimento × Incremento
- Procedimento × Serv./Classif.
- Procedimento × Instrumento de registro
- Procedimento × Procedimento SIA/SIH
- Procedimento SIA/SIH × Procedimento
- Origem Sigtap × Procedimento
- Procedimento × Componente de rede
- Procedimento × Leito
- Compatibilidades
- Tabelas

Serão aferidas as compatibilidades entre o procedimento e diversos parâmetros – todos definidos e descritos na própria Tabela SIGTAP.

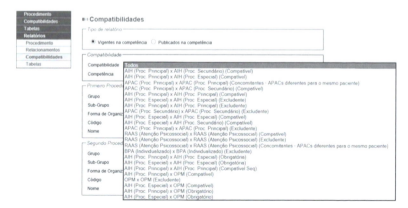

O Datasus permite que sejam extraídas em formato compatível com o Microsoft Excel®:

- Na rotina do Faturamento, essas compatibilidades são vistas como barreiras, que impedem os lançamentos;
- Mas na Gestão do Faturamento, essas regras são uma importante fonte de pesquisa de oportunidades de faturamento:
  - Ao pesquisar as compatibilidades é possível identificar itens que não se sabia que podiam ser lançados;
  - Esse trabalho pode elevar, e muito, o valor do ticket médio das contas e a consequente rentabilidade do hospital;
  - O que diferencia uma estrutura hospitalar de faturamento da gestão do faturamento é justamente a avaliação periódica das compatibilidades da Tabela SIGTAP em relação à produção do hospital!

Regras e Práticas da Saúde Suplementar

Na Saúde Suplementar, boa parte dos lançamentos é feita com base em práticas de mercado, e em regras implícitas de tabelas de preços que são padrão de fato.

Cálculo do Preço pela Tabela CBHPM

A Tabela CBHPM é o Código Brasileiro Hierarquizado de Procedimentos Médicos, e como o nome sugere serve para calcular o preço dos honorários médicos.

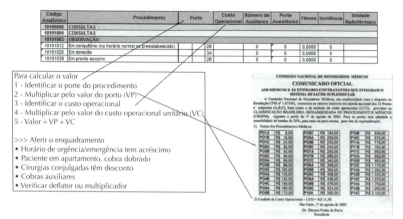

Os preços da Tabela CBHPM são indexados. Para calcular é necessário:
- Identificar o porte do procedimento e o custo operacional na tabela;
- Identificar no Comunicado Oficial o valor vigente do porte e do custo operacional;
- O preço será a soma do Valor do Porte e Valor do Custo Operacional.

Por exemplo:
- O porte do exame Ácido Ascórbico na Tabela é 0,1 de 1A, e o Custo Operacional 2,0970;
- Se no Comunicado Oficial o valor do porte 1A é R$ 8,00 e o Indexador do Custo Operacional é R$ 11,50;
- O Preço do Exame é igual a (0,1 de 1A = 0,80) + (2,0970 × 11,50 = 24,12), ou seja, o Valor do Exame é igual à R$ 24,92;
  - Se este exame fosse de imagem, associado na tabela à 0,1 m^2 de filme, seria acrescido ao valor 0,1 do valor do metro de filme definido pelo Colégio Brasileiro de Radiologia.

Nos contratos mais antigos a tabela que vale costuma ser a antecessora (Tabela AMB-90, Tabela AMB-92), que também são indexadas.

Um fato importantíssimo relacionado a estas tabelas é que elas não definem apenas o preço dos honorários médicos e exames. Servem como base para a cobrança de outros itens – por exemplo: o porte da cirurgia define o preço da taxa de sala (pequena, média, grande etc.).

Hierarquia das Regras

Na prática o mercado utiliza uma hierarquia em relação às regras:
- Se a regra está definida no contrato, é soberana em relação às demais;
- Se a regra não está definida no contrato:
  - Se existir uma regra da ANS, cumpre-se;

Situação			O que se aplica?
Definido o contrato?			Regra definida no contrato
Não definida no contrato	Definida em regra da ANS		Regra definida pela ANS
	Não definida em regra da ANS	Definida em resolução de entidade de classe	Regra definida na resolução
		Não definida em resolução de entidade de classe	Negociação entre as partes Pior situação possível tanto para o hospital quanto para a operadora

- Se não existe uma regra da ANS:
    - Se existir uma resolução de alguma entidade de classe, é adotada;
    - Se não existe resolução de alguma entidade de classe, o caso é definido na base da negociação caso a caso;
        - E este é o pior cenário possível, porque esta negociação geralmente ocorre no momento mais indesejável: em tempo de auditoria da conta, após o procedimento e a incidência dos seus custos para o hospital;
        - Deve-se fazer tudo o que for possível na formalização do contrato para evitar esta situação de exceção, que é danosa tanto para o hospital como para a operadora de planos de saúde, e geralmente acaba resultando em litígio.

Como não existe algo parecido com a Tabela SIGTAP do SUS na Saúde Suplementar, tudo pode, tudo vale, desde que esteja no contrato.

Então não existem regras universalmente adotadas nos contratos entre hospitais e operadoras de planos de saúde, mas o mercado acaba adotando algumas práticas comuns. Os quadros a seguir demonstram práticas para lançamentos dos principais grupos de itens nas contas da Saúde Suplementar.

Diária Hospitalar

Diária		
Inclui	Não inclui	Notas
• Equipamento fixo da acomodação • Material da assepsia da acomodação, dos equipamentos na acomodação e do paciente • *Kit* de higiene do paciente • Energia elétrica, água e TV	• Equipamentos não fixos • Honorários e taxas multidisciplinares • SADT • Medicamentos, materiais, gases e nutrição especial • Refeição e *kit* de higiene de acompanhante • Frigobar, telefonia e internet	Cobrada a cada 24 horas, vencendo ao meio-dia com carência de 2 horas: • Se o paciente utiliza 2 acomodações no mesmo dia, é cobrada a maior diária Usual cobrar 1 diária suplementar em caso de óbito Diárias usuais: • Enfermaria/apartamento/suíte • Semi/cardiológica/UTI São necessárias evidências da entrada e saída do paciente em cada acomodação

Uma diária representa um dia de permanência do paciente em uma unidade de internação. É o aluguel do aposento, e o valor representa apenas a locação do espaço utilizado pelo paciente:
- Inclui a utilização dos equipamentos fixos da sala;
- E nada mais – qualquer outro insumo é cobrado a parte, de acordo com a sua regra de comercialização.

A unidade de internação pode ser:
- Convencional:
  - Tipo Enfermaria, caracterizada por haver mais de um paciente no aposento;
  - Tipo Apartamento, caracterizada por haver apenas um paciente no aposento;
  - Tipo Suíte, caracterizada por haver apenas um paciente no aposento, e o aposento possuir uma área separada de conveniência dentro do aposento (sala de estar para receber visitas, por exemplo).
- De terapia intensiva:
  - A Unidade de Terapia Intensiva propriamente dita (chamada UTI ou CTI), que possui todos os equipamentos

para monitoração automática do paciente;
- A Unidade semi-intensiva, que possui equipamentos de monitoração específicos – por exemplo: Unidade Cardiológica, específica para monitoração intensiva de pacientes submetidos à cirurgia cardíaca.

O valor da diária varia de acordo com a hotelaria e os equipamentos fixos da unidade:
- A diária em UTI tem preço maior que a convencional porque a UTI tem mais equipamentos fixos;
- A diária em apartamento tem preço maior que a enfermaria porque o nível de hotelaria é maior;
- A diária do apartamento com ar condicionado tem preço maior que o apartamento sem ar condicionado.

A evidência para a cobrança geralmente é o registro da entrada e saída do paciente da unidade realizado pela enfermagem. Na maioria absoluta dos hospitais brasileiros a diária é lançada na conta automaticamente pelo sistema de controle de leitos. São raros os casos em que o departamento de faturamento faz este lançamento manualmente no sistema.

Taxa de Sala

Taxa de sala	
Só inclui	Notas
Equipamento fixo da sala Todo o material de assepsia de sala, dos equipamentos da acomodação e do paciente	É prática de mercado cobrar adicional em horário extraordinário (fora do horário normal), exceto nas salas de pronto-socorro
Geralmente é cobrada por 2 horas, e a partir de então por hora adicional
No caso de sala cirúrgica o valor é cobrado dependendo do porte cirúrgico definido para a cirurgia (pequeno, médio, grande etc.)
Necessita evidências da entrada e saída do paciente da sala
Taxas mais comuns:
• Sala cirúrgica/RPA
• Sala para procedimento (endoscopia/hemodiálise/gesso etc.)
• Observação/repouso

Representa um período de utilização de uma sala para realização de um procedimento. Por exemplo:
- O tempo que uma sala do centro cirúrgico ficou ocupada para a realização da cirurgia;
- O tempo que uma sala do ambulatório ficou ocupada pelo paciente para a realização de uma atadura com gesso.

Similar à diária, representa apenas o aluguel da sala:
- O valor inclui os equipamentos fixos da sala;
- E nada mais – qualquer outro insumo é cobrado a parte dependendo da sua regra de comercialização.

A taxa de sala é cobrada quando o preço do próprio procedimento já não a inclui. Por exemplo:
- O preço de um exame de ressonância magnética já inclui o aluguel da sala em que o exame é realizado;
- O preço do honorário médico para realização de uma cirurgia não inclui o aluguel da sala cirúrgica, nem da recuperação pós-anestésica.

O preço da sala cirúrgica não é padronizado no mercado – apenas o porte da cirurgia é padronizado dependendo do porte definido na tabela CBHPM (ou AMB).

A identificação do uso de uma sala geralmente é simples:
- No caso de salas cirúrgicas porque existem diversos registros que apontam que o paciente passou pelo centro cirúrgico: registro de cirurgia, ficha anestésica, termo de consentimento etc.;
- No caso das outras salas porque geralmente existe um registro de admissão do paciente na unidade realizado pela enfermagem de cada local.

Taxa de Uso de Equipamento

Representa o aluguel de um equipamento não fixo de aposento ou sala.

Qualquer equipamento utilizado em procedimento, exceto:
- Equipamento fixo da sala, cujo preço da sala já é diferenciado porque inclui o equipamento;

Taxa de uso de equipamento	
Conceito	Notas
Só inclui o uso do equipamento Não inclui insumos e o procedimento de uso	Pode ser cobrado por hora, dia ou utilização, dependendo do equipamento e do contrato O uso deve estar evidenciado na descrição do procedimento, ou na evolução médica, de enfermagem, ou de outros profissionais multidisciplinares Taxas mais comuns: • Monitor de PA • Monitor cardíaco • Capinográfico • Raio X na beira do leito • Eletrocardiograma no leito

- Equipamento de diagnóstico, cujo preço do exame já inclui o uso do equipamento.

A lógica da cobrança do equipamento é que nem todos os pacientes utilizam os mesmos equipamentos em qualquer tipo de tratamento, portanto não seria justo incluir o custo destes equipamentos no preço pago por todos os pacientes.

A identificação do uso do equipamento para se tornar receita nem sempre é simples:
- Somente pela descrição do procedimento, mesmo cirúrgico, nem sempre existem indícios que um determinado equipamento possa ter sido utilizado (por exemplo um microscópio);
- É comum a utilização de formulários específicos para registrar a utilização de modo que o hospital não perca esta importante receita, especialmente no Centro Cirúrgico;
- Mesmo com a utilização de controla auxiliares não é raro aferir perdas desta receita nos hospitais.

O preço pode incluir apenas o aluguel do equipamento, ou também incluir os insumos utilizados pelo equipamento. Por exemplo:
- O uso de um capinógrafo já inclui todos os insumos que o equipamento consome;

- O uso de um nebulizador não inclui o oxigênio e o eventual medicamento da sessão.

Taxa Multidisciplinar

Taxa multidisciplinar	
Conceito	Notas
Só inclui o procedimento multidisciplinar Não inclui uso de equipamento, medicamentos, descartáveis, gases etc.	Deve estar evidenciado na evolução da equipe multidisciplinar Cobrada por sessão, ou procedimento: • Taxas comuns de enfermagem: ▪ Drenagem, inalação, medicação de glicose, curativo etc.; • Práticas comuns em em fisioterapia ▪ Unidade de internação normal: 2 motoras e 2 respiratórias por dia ▪ UTI, semi e UCO: 2 motoras e 4 respiratórias por dia • Práticas comuns em fonoaudiologia: ▪ 1 avaliação e 5 sessões de fonoaudiologia por internação • Práticas comuns em fisiatria ▪ Avaliação anterior ao início da fisioterapia ▪ Avaliação após cada 10 dias de fisioterapia

Representa o "honorário" do profissional assistencial não médico: enfermagem, fisioterapia, fonoaudiologia, psicologia etc.

Não é simples coletar as informações necessárias para lançar tudo que o hospital tem direito:
- O volume e variedade de profissionais multidisciplinares é grande no ambiente hospitalar;
- Geralmente o maior contingente deles, diferente do que ocorre com os médicos, não é remunerado por produção – ganham salário fixo e não têm motivação econômica para registrar suas atividades;
- Os registros destes profissionais nos prontuários geralmente são textos – não são registros estruturados, de fácil identificação dentro do texto;

- O resultado deste cenário geralmente se traduz em perda de receita hospitalar.

A forma mais comum para reduzir as perdas desta receita é faturar de forma padronizada independente do suporte adequado da documentação do prontuário. Por exemplo:
- Se o paciente teve assistência fisioterapêutica na UTI, são lançados 2 procedimentos de fisioterapia motora e de fisioterapia respiratória por dia, porque o protocolo (ou POP) define que é assim que o paciente é tratado pela fisioterapia na UTI;
- Quando o lançamento é feito pela premissa do POP, é fundamental que o POP seja um padrão institucional de fato.

A taxa representa apenas o procedimento – nada mais:
- Não inclui insumos utilizados para o procedimento. Por exemplo: se for uma tricotomia, não inclui a lâmina que é cobrada a parte de acordo com sua regra comercial;
- Não inclui o uso do equipamento. Por exemplo: se for uma monitoração, não inclui o aluguel do monitor.

Gases

Gases	
Conceito	Notas
Só inclui o gás Não inclui os materiais e equipamentos para ministração/ manuseio	Cobrado por hora: • Caso o paciente utilize por vários dias é cobrado por dia, sendo a taxa diária geralmente correpondente ao valor de 20 horas O uso deve estar evidenciado ou na prescrição médica e checagem, ou na evolução de algum profissional multidisciplinar, ou a descrição de um procedimento Taxas mais comuns: • Oxigênio • Ar-comprimido • Vácuo • Protóxido de azoto • Óxido nítrico

Na verdade, representa o consumo de utilidades:
- A maioria são gases (oxigênio, Protoxido de Azoto, Óxido Nítrico etc.);
- Mas também inclui vácuo, que não é gás (não é nada!);
- E também pode incluir água quente ou esterilizada, água gelada etc. O lançamento deste tipo de utilidade é raro, mas pode existir em situações específicas.

No caso dos gases a identificação é relativamente simples, geralmente prescrito ou associado à utilização de um equipamento para procedimento específico, mas a quantificação não é, porque a quantidade consumida depende da combinação do tempo de utilização com o volume. Na prática o apontamento acaba sendo feito somente em função do tempo, assumindo-se uma vazão média.

Nos demais casos a identificação é muito difícil, e o apontamento mais ainda:
- Geralmente a utilização está descrita em algum texto (evolução, descrição de procedimento etc.);
- E muito raramente é possível identificar claramente o tempo e o volume de utilização.

Como são insumos cujo preço é significativo e relação aos demais, costuma-se tentar vincular a utilização ao registro de consumo, mas como todos os controles deste tipo que envolvem os profissionais assistenciais, a probabilidade de falha no registro é grande, e consequentemente a perda de receita também.

Procedimento/Honorário Médico do Procedimento

Representa o procedimento, ou o honorário médico correspondente ao procedimento.

Refere-se somente ao preço da mão de obra para a realização do procedimento, não incluindo os insumos, equipamentos, área física etc.

Quando apontado o procedimento, com referência à Tabela CBHPM por exemplo, tem dois componentes:
- O honorário médico, ou seja, o valor referente à mão de obra empenhada pela equipe médica;
- O custo operacional, que se refere à equipe que dá apoio ao médico durante o procedimento. Por exemplo: no caso de um procedimento cirúrgico o circulante de sala, o instrumentador etc.

Procedimento/honorário médico de procedimento		
Inclui	Não inclui	Notas
Procedimento/honorário Instrumental Assepsia do local, do instrumental e do paciente, e EPI da preparação Equipe de apoio não médica, exclusivamente durante o procedimento: • Instrumentadores • Enfermagem • Equipe multidisciplinar • Montagem e desmontagem de carros	Uso de equipamentos Procedimento de anestesia e anestésico Honorários dos auxiliares Medicamentos Materiais Gases	Cobrado por procedimento, segundo regras da Tabela CBHPM: • A realização deve estar evidenciada na descrição do procedimento Pode haver separação de valor no contrato (ou acordo): • Taxa de procedimento – hospital • Honorários – médicos

É muito comum este item não ser lançado na conta hospitalar:
- Na verdade, a prática na saúde suplementar está relacionada a tendência do honorário médico cada vez menos fazer parta da conta hospitalar, sendo pago diretamente pelo paciente ao médico;
- A operadora de planos de saúde tenta evitar esta situação de modo a reduzir demandas judiciais, mas como a classe médica é muito bem organizada e o valor dos honorários médicos negociados nos contratos entre hospitais e planos de saúde não tem sido reajustados satisfatoriamente, a tendência vai sendo fortalecida;
- Nos hospitais privados mais famosos do Brasil a prática do honorário médico não passar pela conta hospitalar é a regra, e não a exceção.

Uma prática que não pode ocorrer de forma alguma é parte do honorário médico ser lançado na conta, e outra parte ser paga pelo paciente diretamente ao médico:
- Se o pagamento do cliente for feito totalmente para o médico ou todo para o hospital repassar ao médico não existe qualquer ilicitude;
- Caso parte seja feito de uma forma, e parte seja feita de outra forma, configura a situação de demanda judicial, em

que o hospital será considerado solidário ao ato ilícito.

Como o procedimento é um dos itens que necessitam aprovação prévia, é raro haver perda de receita relacionada à não identificação ou ausência de registro (evidência).

SADT – Exames

SADT – Exames	
Inclui	Notas
• A utilização da sala • Os profissionais envolvidos • Os insumos necessários para a realização do exame: ▪ Exceto, filme, contrastes e radiofármacos, cobrados adicionalmente	Cobrança de exames: • Laboratório: ▪ Cobra-se apenas o exame, no momento da coleta • Exames de métodos gráficos: ▪ Cobra-se apenas o exame, no momento da liberação do laudo • Exames de imagem: ▪ Cobra-se o exame, o filme e contrastes (quando apicável), no momento da liberação do laudo ▪ Em medicina nuclear cobra-se também os radiofármacos • Anatomopatológico: ▪ Cobra-se apenas o exame no momento da coleta, e posteriormente, se necessário, as análises complementares

Refere-se ao exame para diagnóstico, realizado no S.A.D.T. (Serviço de Apoio ao Diagnóstico e Terapia) hospitalar.

Geralmente abrange tudo o que se refere ao exame: sala, uso do equipamento, insumos etc.

Em alguns exames o insumo pode ser cobrado em separado. Por exemplo: os insumos dos exames de medicina nuclear.

Costuma ser o item de conta de identificação e apontamento mais simples:
- O pedido médico, ou prescrição, e o laudo do resultado são as evidências para materializar a cobrança;
- Mas é tão raro, uma vez registrado o pedido ou a prescrição, o exame não ser feito, ou o laudo não ser produzido, que o lançamento para faturamento costuma ser feito no

registro – o hospital nem aguarda a liberação do laudo;
- Como geralmente existe regra de repasse por produtividade ao médico responsável pelo serviço, o processo não costuma falhar.

Em hospitais que realizam cirurgias a receita com exames é muito significativa:
- Especialmente os exames do Laboratório de Análises Clínicas representam grande volume de lançamentos. Embora com valores individuais relativamente baixos, somados representam valores elevados;
- Exames de imagem pré-operatórios também representam receita importante;
- Existem situações em que a operadora de planos de saúde solicita um exame para servir de evidência de utilização de OPME:
  - Por exemplo: solicitar radiologia geral para certificar que pinos foram implantados no paciente;
  - Este exame é faturado normalmente, como outro qualquer, mesmo não havendo pedido ou prescrição médica.

SADT – Procedimentos Terapêuticos

SADT - Procedimentos terapêuticos	
Inclui	Notas
A utilização da sala Os profissionais envolvidos Insumos necessários para a realização do exame, exceto medicamentos e materiais de alto custo	Cobrada a cada grupo de sessões Dependendo do tipo, apenas as sessões. Ex.: • Litotripsia • Hemodiálise Dependendo do tipo, além da sessão, honorários médicos, medicamentos e materiais. Ex.: • Quimioterapia • Radioterapia

Refere-se ao procedimento terapêutico padronizado realizado no S.A.D.T. (Serviço de Apoio ao Diagnóstico e Terapia) hospitalar.

Geralmente abrange tudo o que se refere à sessão do tratamento: sala, uso do equipamento, insumos etc.

O preço geralmente está associado ao número de sessões:
- O planejamento do tratamento pode ser cobrado a parte. Por exemplo: o planejamento da radioterapia pode ter um

preço e cada sessão outro preço, ou o planejamento ser cobrado pelo mesmo preço de uma sessão, ou até mesmo nem ser cobrado;
- O lançamento pode se referir a cada sessão isoladamente, ou a um conjunto de sessões. Essa definição é contratual, podendo variar de plano para plano.

Costuma ser item de conta de identificação e apontamento simples:
- Como geralmente existe regra de repasse por produtividade ao médico responsável pelo serviço, o processo não costuma falhar.

É uma receita muito importante para o hospital:
- Especialmente os serviços de hemodiálise e quimioterapia são altamente rentáveis;
- E os pacientes costumam tornar-se habituais, gerando elevado número de contas.

Insumos: material, medicamento, dieta especial, contraste

Isumos: materiais, medicamento, dieta especial e radiofármaco/contraste	
Conceito	Notas
Só inclui o produto: - Medicamento - Medicamento de alto custo - Material descartável - Dieta especial - Radiofármaco - Contraste Não inclui material, uso de equipamento e o procedimento de manipulação e/ou ministração	O medicamento e as dietas devem estar prescritas e checadas: - Deve ser observada a margem de comercialização acordada O material descartável deve ser compatível com o procedimento, que por sua vez deve estar evidenciada a sua realização: - Deve ser observada a margem de comercialização acordada O radiofármaco/contraste deve ser compatível com o exame prescrito, e deve haver evidência da sua real utilização: - Se existem 2 preços para o mesmo exame (com e sem contraste) não se cobra, caso contrário, quando o exame pode ser feito com ou sem e tem o mesmo preço, é cobrado à parte

Refere-se ao produto físico utilizado na assistência: medicamentos e materiais descartáveis e de baixo custo.

No caso dos medicamentos o preço geralmente é o referenciado pela Tabela Brasindice:
- Ao preço da tabela pode estar associado um fator multiplicador, que majora o preço, ou deflator, que reduz o preço;
- O fator multiplicador ou deflator pode ser aplicado à coluna PMC (Preço Máximo ao Consumidor) ou à coluna PF (Preço de Fábrica) definidas na tabela;
- A existência do fator multiplicador ou deflator, e a coluna da tabela é definida no contrato, podendo variar de operadora para operadora, e até de plano a plano referente à mesma operadora.

O medicamento só pode ser lançado na conta se estiver prescrito e checado.

No caso de Dieta Especial ou Contraste para Exame, a prática geralmente é a mesma dos medicamentos, com a particularidade da tabela não conter duas colunas de preços para estes itens – apenas uma:
- A evidência para o lançamento da dieta é a prescrição e a checagem ou a evolução da enfermagem;
- A evidência para o lançamento do contraste é a indicação (o pedido médico ou prescrição) ou a justificativa do médico do serviço de diagnóstico:
  - Só pode ser exigido o controle de rastreabilidade como evidência se definido no contrato.

No caso dos materiais descartáveis o preço geralmente é o referenciado pela Tabela Simpro:
- Ao preço da tabela pode estar associado um fator multiplicador, que majora o preço, ou deflator, que reduz o preço;
- A existência do fator multiplicador ou deflator é definida no contrato, podendo variar de operadora para operadora, e até de plano a plano referente à mesma operadora.

O material descartável só pode ser cobrado se estiver compatível com procedimentos médicos ou multidisciplinares:

- A evidência da realização do procedimento é a evidência para ser cobrado o material compatível;
- O material descartável considerado como EPI (equipamento de proteção individual) geralmente não é cobrado, e a definição de EPI é controversa. A definição universalmente aceita é, por exemplo:
  - A luva utilizada permanentemente pela enfermagem para não se contaminar no ambiente hospitalar é considerada EPI, e na prática não é lançada em conta;
  - A luva utilizada pela enfermagem especificamente em um procedimento, que protege o próprio paciente em relação ao procedimento não é EPI, e na prática é lançada na conta.

É praticamente impossível lançar materiais descartáveis nas contas hospitalares sem erro:
- O volume de utilização é muito elevado, e o valor individual é pequeno – é o item de menor valor global da conta – desperta menor atenção dos envolvidos;
- Não está diretamente relacionado ao procedimento: um mesmo procedimento em determinada situação pode consumir um pouco mais, ou um pouco menos;
- Como o apontamento depende da ação de profissionais assistenciais que não ganham produtividade em relação à utilização, os profissionais não se obrigam a lançar.

A prática mais utilizada no mercado é fazer os lançamentos em forma de *kit*, de acordo com um padrão de utilização para cada tipo de procedimento:
- O *kit* tem maior chance de sucesso de implantação quando associado a um POP, ou ROT;
- Quando não se utiliza *kit*, costuma-se utilizar um formulário padronizado:
  - Este formulário tem vários nomes, ou apelidos: nota de débito, folha de consumo etc.;
  - É um método impreciso porque o processo de apontamento tem vários pontos de falha:
    - O profissional não anotar, ou anotar a quantidade errada;

- O formulário não identificar adequadamente quem fez o apontamento;
- O formulário não chegar ao Faturamento;
- O Faturamento lançar a quantidade errada, ou não lançar.

Embora representando pequenos valores, relativamente em relação ao volume, a maior perda de receita hospitalar refere-se aos lançamentos de materiais descartáveis:
- Existe natural pressão de mercado para incluir o custo dos materiais descartáveis nos próprios procedimentos;
- Mas para o hospital, manter as contas abertas descrevendo os materiais é importante também para poder consistir o consumo com as compras:
  - Pelo nível que os sistemas informatizados de faturamento alcançaram, o trabalho de lançar é menor do que o prejuízo de não poder realizar esta consistência.

Componentes Humanos: Órgãos, Hemocomponentes, Tecidos

Componentes humanos: órgãos, hemocomponentes, tecidos	
Conceito	Pode ser cobrado
Não se cobra o componente: • órgão • hemocomponente • tecido • osso • glândula • etc.	O procedimento de transplante, implante ou transfusão O material utilizado para a realização do procedimento Aféreses de compatibilidade Exames de segurança Serviço de transporte

Refere-se ao órgão ou componente humano fornecido ao paciente.

Como não é legal vender órgãos ou componentes humanos (a legislação brasileira não permite), a prática de remuneração é:
- Cobrar pelos testes que se realiza para aferir a compatibilidade para paciente e para a patologia do paciente, e a ausência de elementos que possam contaminar o paciente – geralmente exames laboratoriais;

- Cobrar pelos insumos materiais relacionados à doação, acondicionamento e transporte do componente;
- Cobrar pelos serviços de controle e ministração.

É rara a dificuldade de identificação e lançamento destes itens:

- Como os controles assistenciais são extremamente rígidos, as informações no prontuário são muito evidentes – os registros são realizados até com excesso de informação;
- Os registros geralmente permitem o lançamento sem a necessidade de interlocução para dirimir dúvidas;
- A identificação dos profissionais assistenciais envolvidos geralmente é clara e precisa;
- Este cenário favorável geralmente é explicado pelo fato dos Bancos de Sangue e de Órgãos geralmente serem áreas certificadas em programas de qualidade.

OPME

OPME	
Conceito	Notas
Só inclui o produto Não inclui o uso de equipamento e procedimento de manipulação e/ou ministração	Existem vários cenários, dependendo do contrato entre hospital e operadora: • Cobrar o preço previamente acordado • Cobrar o preço autorizado ao apresentar 3 orçamentos • A operadora fornecer o material • O cliente fornecer o material Em todos os cenários é cobrado adicionalmente a taxa de manipulação definida no contrato (operadora) ou na Tabela de preços própria (paciente particular) Material reutilizável: • Geralmente cobra-se fração do preço do novo A evidência normal é o laudo de utilização e a Nota Fiscal de aquisição: • A prova adicional (Ex.: exame de RX), se exigida pela operadora ou cliente, deve ser paga adicionalmente

Refere-se ao material de alto custo. A prática de mercado é o hospital cobrar pelo material o que pagou ao fornecedor, acrescido de um porcentual que pode variar de 8 a 20%, dependendo da regra comercial estabelecida.

O processo de faturamento é longo, moroso e burocrático:
- A primeira etapa é o médico especificar o material que vai utilizar;
- A segunda etapa é o hospital solicitar autorização prévia – raramente é confirmada a agenda do procedimento antes da obtenção da autorização do OPME:
  - Esse processo de autorização prévia, dependendo do contrato, pode passar pela necessidade de obter orçamentos com fornecedores para enviar à operadora.
- A terceira etapa é a formalização da utilização:
  - Além do documento fiscal de aquisição, exige um documento em que o médico formaliza que utilizou – esse documento é chamado de laudo de utilização de OPME.
- A quarta etapa é o lançamento na conta.

Existem variações:
- A operadora fornecer o OPME em vez do hospital adquirir;
- O próprio paciente adquirir o OPME em vez do hospital adquirir.

O médico pode esquecer de pedir algo, ou pedir mais do que vai utilizar. A autorização prévia pode gerar questionamento. No laudo, pode surgir algum material não solicitado. E mesmo seguindo rigorosamente o rito, a operadora pode alegar algo e pleitear glosa:
- Como envolve elevados valores, o lançamento de OPME envolve interesses e costuma ser o processo mais complexo na formação das contas;
- Como envolve muitos atores (médico, hospital, operadora, fornecedor e as vezes o próprio paciente) a morosidade e burocracia está sempre presente.

Taxas Hospitalares

Taxas hospitalares		
Taxa	Conceito	Cálculo usual
Margem de OPME	Remunerar a despesa do hospital na logística, manuseio, esterilização etc	% sobre o valor de aquisição, ou do preço acordado do OPME
Taxa administrativa	Remunerar a despesa administrativa do hospital na atenção e acolhimento do paciente	% sobre o valor total das diárias e taxas hospitalares
Taxa de manipulação de medicamento	Remunerar a despesa do hospital na logística, manuseio, esterilização etc.	% sobre o valor definido na tabela (Ex.: Brasíndice + 13%)
Taxa de manipulação do material	Remunerar a despesa do hospital na logística e preparação do material para utilização nos procedimentos do paciente	% sobre o valor definido na tabela (Ex.: SIMPRO + 10%)

Além das taxas citadas que são porcentuais aplicados aos preços de materiais e medicamentos, podem existir outras taxas estabelecidas em contrato.

A mais antiga é a denominada Taxa Administrativa que geralmente representa um % aplicado ao valor total das diárias e demais taxas:

- Na prática, essa taxa caiu em desuso – são raros os contratos com operadoras de planos de saúde que ainda mantém esta taxa;
- Mas nas contas apresentadas aos pacientes particulares esta taxa não é rara, e está explícita no termo de responsabilidade civil que o paciente, ou responsável civil ou solidário, assina no momento da internação.

Pacotes

Refere-se aos lançamentos de preços pré-fixados para determinados atendimentos/procedimentos.

Relevando os aspectos comerciais relacionados à rentabilidade hospitalar, são lançamentos simples, de fácil identificação e relacionamento às evidências.

Pacote	
Conceito	Pontos de atenção
Preço fixado para um determinado procedimento ou grupo de intes de conta Inclui o que está definido formalmente no contrato ou acordo: • Não se aplica eventual afirmação de que algo está incluso porque é prática de mercado	Aferir: • Enquadramento do atendimento às condições do pacote • Se honorários médicos estão inclusos no acordo • Se OPME está incluso no acordo • A data de validade do acordo A divergência entre o acordo e o ralizado? • Deve ser acrescido ao preço do pacote • A conta deve ser aberta, abandonando a regra do pacote para o caso

GESTÃO DOS LANÇAMENTOS

A Gestão do Faturamento pressupõe uma rígida vigilância na rotina dos lançamentos de modo que eles ocorram no menor prazo possível e dentro das regras.

Além de todas estas regras e práticas não serem cumpridas integralmente em todos os casos, na Saúde Suplementar ainda existe o que se chama de Condição de Exceção:
- Um Plano pode não dar cobertura a determinado procedimento em um hospital, mas tem especial interesse em que este fato não impeça o atendimento de determinado beneficiário (o dono da empresa que contrata o plano, por exemplo). Neste caso a Operadora libera o procedimento, mas como ele não tem definição de preço no contrato, o preço será negociado, podendo ser totalmente diverso que que seria se estivesse descrito no contrato em negociação normal;
- Um Hospital sabe que a Operadora não dá cobertura à determinado procedimento, mas por alguma razão específica realiza o procedimento, cobrando da operadora o

que é possível, e concedendo desconto integral naquilo que não é;
- Um Juiz determina que um paciente de um plano sem cobertura seja atendido no hospital. Como não existe previsão contratual de preços, o hospital costuma valorizar a conta totalmente pela sua Tabela Própria, e conceder desconto para a operadora no preço final.

A atenção da estrutura de faturamento hospitalar em todos estes episódios, ao mesmo tempo da execução da rotina normal de faturamento, é chamada de Gestão dos Lançamentos.

Saúde Suplementar

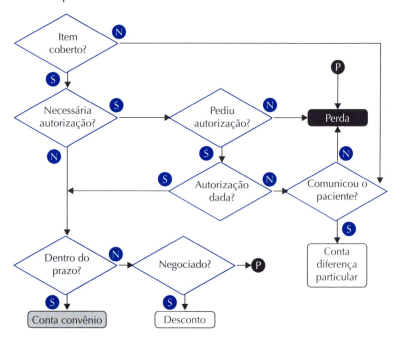

A figura acima demonstra a lógica da gestão dos lançamentos em contas da Saúde Suplementar:
- A variação mais simples é a do lançamento do item que tem cobertura, não necessita de autorização prévia e está dentro do prazo;
- Se o item não tem cobertura do plano de saúde, o paciente deve ser notificado antecipadamente de modo a viabilizar

a eventual cobrança na Conta Particular Diferença – caso não seja a receita será perdida;
- Os itens com cobertura, que necessitam de autorização e não tem, ou estão fora do prazo de apresentação serão objeto de negociação com a operadora, e poderão ser objeto de desconto, ou perda de receita.

O Faturamento deve instruir o processo de formação das contas simultaneamente com atenção em todos estes requisitos:
- Obter autorização prévia, daquilo que necessita autorização;
- Notificar o paciente sempre que algo for justificadamente realizado, ou utilizado, mas não tem cobertura por parte do seu plano de saúde;
- Notificar o paciente que sua operadora não está cobrindo com as obrigações contratuais;
- Cumprir os prazos de:
  - Obtenção de autorizações de emergência;
  - Obtenção de autorizações de prorrogação de internação;
  - Obtenção de autorizações de ajustes em autorizações prévias.
- Cumprir o prazo de apresentação das contas;
- Cumprir o cronograma de auditoria das contas;
- Cumprir o prazo de remessa das contas.

Para a consecução da sua missão o Faturamento deve executar ações em sintonia com diversas áreas internas do hospital, e com interlocutores externos, especialmente da operadora de planos de saúde.

SUS

Já no SUS a prioridade é o prazo e a compatibilidade.

Como na prática acaba não existindo a necessidade da autorização prévia, sendo compatível o item não será negado.

A gestão adequada dos lançamentos se traduz na capacidade do faturamento em maximizar a receita, lançando tudo o que a Tabela SIGTAP permite, evidentemente somente os lançamentos que representem a realidade dos procedimentos efetivamente realizados.

No ambiente SUS está prática é um exercício de conscientização dos envolvidos em toda a cadeia de atendimento, o que não é tarefa fácil especialmente nos hospitais públicos que não têm

Porta 2, e os funcionários não recebem algum tipo de incentivo de produtividade – apenas o salário fixo.

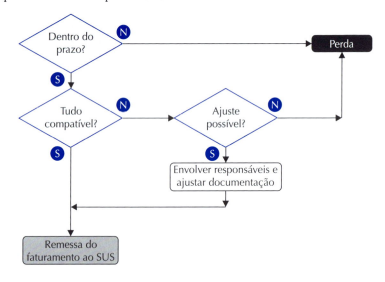

Nota de Débito, Check-list e Kit

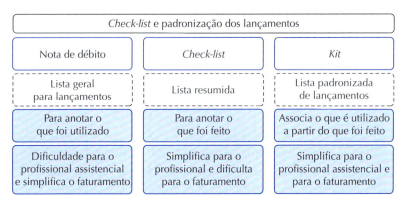

Com tantas regras é impossível que o departamento de faturamento aplique com exatidão "tudo em todos os casos" se a cada conta o processo se basear na avaliação analítica dos registros dos prontuários.

Utiliza-se então em larga escala no processo de formação das contas três recursos para gestão dos processos.
- Nota de Débito:
  - Formulário com uma lista geral de itens pré-codificados;
  - Os itens podem ser insumos (material, medicamentos) ou taxas;
  - É utilizado para que o profissional que realiza determinado procedimento faça o apontamento do que gastou;
  - Simplifica a formação da conta para o faturamento, porque ele não necessita identificar e codificar caso a caso nos registros assistenciais o que foi consumido:
    - Uma tarefa, inclusive, de baixa eficiência, uma vez que é uma investigação feita por pessoa que não tem conhecimento adequado para interpretação dos registros assistenciais de diversas disciplinas.
  - Mas dificulta a atividade assistencial, porque o profissional se obriga a desviar sua atividade fim para contar e registrar consumos.
- *Check-list*:
  - É uma lista codificada e resumida;
  - A maior parte dos itens identifica atividades e não itens de consumo;
  - Serve para o profissional anotar o que fez e não o que consumiu;
  - Simplifica para o profissional assistencial que passa a identificar os procedimentos realizados e não o que foi consumido para realizar o procedimento;
  - Mas dificulta para o faturamento porque deve desmembrar o que foi feito em itens de cobrança, especialmente os insumos.
- *Kit*:

É uma lista padronizada com lançamentos codificados, que se associa a um procedimento;

Ao identificar a realização de um procedimento, o *kit* representa tudo o que pode ser cobrado em relação a ele;

Simplifica para o profissional assistencial que só necessita identificar o que fez, e para o faturamento que pela associação sabe o que pode ser cobrado.

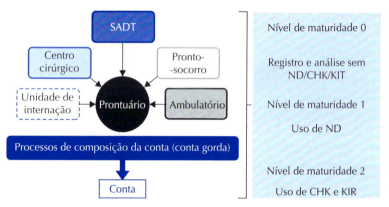

Por tudo que foi discutido em relação à gestão do faturamento, o melhor cenário é identificar e faturar os itens na origem (no momento do fato gerador), mas sobretudo nas contas de internação muitos lançamentos só são identificados no processo de composição da conta por meio da análise do prontuário do paciente.

Se nenhuma destas ferramentas é aplicada o faturamento trabalha no nível mais baixo de maturidade (0), onde a formação das contas é feita de forma interpretativa por profissionais administrativos, sem conhecimento técnico.

A Nota de Débito eleva o nível de maturidade do processo de faturamento para um nível mediano, onde a identificação e codificação passa a ser sistemática, mas com danos para a área assistencial, uma vez que anotar o que consumiu não é a atividade fim do profissional assistencial: a função primária dele é cuidar do paciente, e esta atividade não é compatível com contabilizar consumos de materiais e medicamentos.

O uso do *check-list* e do *kit* dá ao processo de faturamento o nível máximo de maturidade, simplificando as atividades assistenciais e de faturamento.

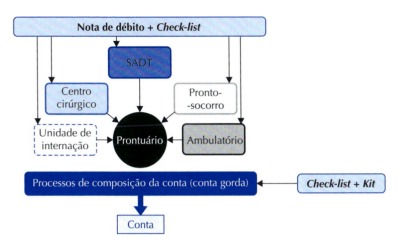

O melhor cenário:
- Na origem utiliza-se Notas de Débito (mínimo possível) e *check-lists* (máximo possível), de modo a minimizar o que deverá ser identificado nos registros assistenciais do prontuário;
- No processo de composição da conta utiliza-se comente *check-list*, e aplicam-se os *kits* em todos os *check-lists* de modo a padronizar os lançamentos e compor a conta gorda.

Nota de débito

Código	Descrição	Quantidade
A001	Luva	
A002	Seringa	
A003	AAS	
A004	Dipirona	

Check-list

Código	Descrição	Quantidade
X001	Tricotomia	
X002	Drenagem	
X003	Traqueostomia	
X004	Imobilização X	

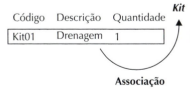

Código	Descrição	Quantidade
Kit01	Drenagem	1

Kit

Código	Descrição	Quantidade
A001	Luva	2
A002	Seringa	3
A003	Bolsa	1
A004	Agulha x:y	1

Associação

Não é esperado que o *kit* seja o espelho fiel da realidade dos consumos. Ele representa a associação de tudo que se pode utilizar para a realização do procedimento, e alguma coisa pode não ser utilizada. Portanto, é a forma padronizada de lançar pelo consumo máximo, que o processo de pré-análise vai ajustar na sequência, antes de apresentar a conta ao auditor externo. Mas é esperado que o *check-list* e o *kit* tire da equipe assistencial a necessidade de saber o que pode e o que não pode ser cobrado para cada caso (cada plano de cada convênio). O profissional assistencial deve fazer os apontamentos sem se preocupar com o que o provedor cobre. A única exceção é a necessidade do profissional assistencial saber que os atendimentos e a utilização de material de alto custo necessitam de aprovação, no caso da saúde suplementar, e de compatibilidade, no caso do SUS – e o *check-list* deve servir de instrumento de orientação nestes assuntos.

Uma grande vantagem adicional é que se tudo é feito com base em *kits*, ao identificar uma inadequação (ou erro) basta ajustar o *kit*, sem a necessidade de ajustar o *check-list*, uma vez que geralmente os procedimentos continuam sendo os mesmos e apenas a associação está inadequada. Ilustrando essa afirmação:

Exemplos de composição de *kits*

Ambulatório	Hospital dia	Internação
Consulta médica	Acompanhamento pós-cirúrgico	Tratamento	Internação clínica para tratamento psiquiátrico	Cirurgia ortopédica
Procedimento consulta	Procedimento retirada de gesso	Procedimento médico	Diária de internação	Exames pré-operatórios
	Procedimento retirada de pontos	Notificação de agravo		Procedimento cirúrgico
	Procedimento colocação de gesso			Medicamento de alto custo (albumina)
				OPME

- Existindo um *kit* onde ao identificar o tratamento de uma doença de notificação compulsória, são lançados sempre o procedimento médico e a notificação;
- Caso haja oportunidade de lançar também um outro procedimento secundário que sempre é realizado nesse caso, basta incluir no *kit* esse procedimento secundário sem a necessidade do médico identificar que realiza os dois procedimentos, uma vez que está implícita a realização do segundo em função do primeiro, da mesma forma que a notificação já estava.

Em hospitais, os procedimentos assistenciais não são realizados "ao bel prazer" dos profissionais – são raros os casos em que um médico, profissional da enfermagem ou da fisioterapia, ou de oura especialidade se arrisca a fazer algo sem seguir uma orientação institucional, ou recomendada no seu processo de formação.

Por menos organizado que um hospital possa parecer existem diretrizes e definições técnicas que são seguidas pelos profissionais principalmente porque eles não querem correr o risco de causar danos à saúde do paciente. Existe também os riscos de ações judiciais, tão frequentes atualmente, mas por questões de vocação (estes profissionais atuam no que fazem notadamente por isso) do que por receio de uma demanda geralmente indevida.

Nos hospitais que têm selo de certificação de qualidade, essas definições são mais claras (evidentes) e acessíveis. Nos que não são, apesar da baixa exposição e acesso a todos que delas necessitam, sempre existem – basta visitar os hospitais "não acreditados" e vasculhar para perceber que as definições estão presentes: "o pecado" é que estão em uma pasta ou armário de difícil acesso, e não expostas para conhecimento geral.

Os programas de qualidade definem uma lista de tipos de documentos, obrigando que o hospital defina para que serve cada um deles, como se organizam, que produz, quem preenche etc. Dentre o rol de tipos de documentos que definem as diretrizes do hospital, três são particularmente importantes para a gestão do faturamento:

Política
• Define "o que" • Geralmente não define "quem" e "como" • Não tem como finalidade ensinar ou instruir

Define abrangência do faturamento e regras básicas de remessa. Ex.: Novos pacientes no ambulatório só podem ser atendidos se forem encaminhados pela secretaria de saúde, triados e matriculados

POP Procedimento operacional padrão	ROT Rotina
• Define "o que", "quem" e "como" • Não tem como finalidade "ensinar", apenas "instruir"	• Define detalhadamente "como" • Tem como finalidade "ensinar"

Considerando que POP e ROT definem:
- Procedimentos
- Insumos

São a base da parametrização do faturamento
KIT: forma padronizada para realizar lançamentos

Políticas

- Algumas delas definem diretrizes e regras que influenciam diretamente no fluxo de formação das contas;
- A ilustração cita um exemplo ("novos pacientes só podem ser atendidos quando encaminhados pela secretaria da saúde") que pode ser um critério de compatibilidade de conta com atendimento, impedindo sua remessa se não estiver em conformidade com a regra.

POPs (Procedimentos Operacionais Padronizados) e ROTs (Rotinas)

- São documentos que definem como determinados procedimentos devem ser realizados no hospital;
- Não existem POPs e ROTs para tudo que se faz no hospital, mas certamente existem para os de maior frequência em qualquer hospital;
- São, portanto, uma base sólida para definir *kits* de lançamento para o faturamento. Por exemplo:
- Se para realizar uma tricotomia existe um POP, pode-se criar um *kit* com lançamentos do procedimento, lâmina, e material de assepsia associados ao POP de modo que sempre que for identificado o procedimento, todos os insumos sejam lançados;
- Neste caso basta a evidencia que o procedimento foi realizado que os lançamentos podem ser defendidos em um eventual questionamento de auditoria de lançamento;
- O auditor pode tentar alegar o que quiser, menos que o hospital esteja roubando a fonte pagadora, uma vez que o POP ou ROT define o padrão de qualidade do procedimento no hospital.

Pelo exposto podemos concluir que uma das principais ações esperadas do faturamento é ir, ao longo do tempo, transformando os lançamentos individuais de itens em *kits* baseados em POPs e ROTs, seja utilizando sistema informatizado, seja em processos baseados em formulários e planilhas. Todos os principais sistemas informatizados do mercado brasileiro, diga-se de passagem, possuem a funcionalidade. Mas a funcionalidade em si não resolve se o hospital não fizer a parametrização necessária!

Capítulo 2

Gestão da Auditoria de Contas

A auditoria de contas hospitalares é um mal necessário. Não existiria se o Brasil não tivesse trilhado um caminho tão insano na definição das regras de financiamento do sistema SUS e da Saúde Suplementar.

Os interesses conflitantes do provedor e hospital alimentam uma "relação de desconfiança mútua" que acrescenta ao sistema de saúde um custo gigantesco das estruturas de auditoria de ambas as partes, que poderia ser melhor utilizado na assistência aos pacientes, se o sistema de financiamento fosse diferente.

Nesse cenário, o auditor de contas, da operadora e do hospital, é absolutamente indispensável para manter o sistema em equilíbrio, reduzindo a chance do paciente e provedor serem prejudicados com cobranças indevidas, e reduzindo a chance do hospital não ser remunerado adequadamente pelos serviços que presta à sociedade.

PROCESSO

O processo de auditoria hospitalar é um "teste de paciência":
- A essência da auditoria seria simplesmente apontar se algo que está sendo cobrado na conta é justo, compatível, adequado, ou seja, ater-se ao aspecto técnico da assistência do paciente;
- Mas na prática o maior esforço acaba sendo relacionado aos aspectos da formalidade e prazos;

- Na Saúde Suplementar, a ausência de uma tabela de referência única, como a SIGTAP do SUS, promove uma rotina de excesso de etapas, e necessidade de obtenção de consenso em discussões intermináveis que geram um elevado volume de situações de puro litígio.

PRÉ-REMESSA

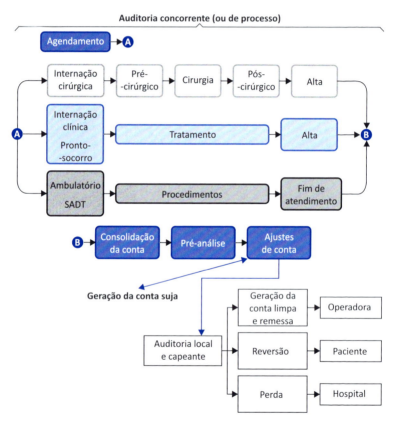

Chamamos de pré-remessa os processos de auditoria que ocorrem no hospital antes da conta ser remetida para o provedor. A auditoria pré-remessa evoluiu ao longo do tempo para atuar desde o início da formação da conta até o momento do seu despacho para a operadora ou apresentação ao paciente, procurando reduzir ao máximo as discussões tardias, quando o paciente e os envolvidos já não estão com o caso tão recente na memória.

Visão Geral

Durante a formação da conta (desde o agendamento até a geração da conta suja) ocorrem as ações de auditoria que chamamos de "Auditoria Concorrente", e após os ajustes da pré-análise chamamos até a apresentação da conta aos provedores chamamos de "Auditoria Local e Capeante".

Auditoria Concorrente

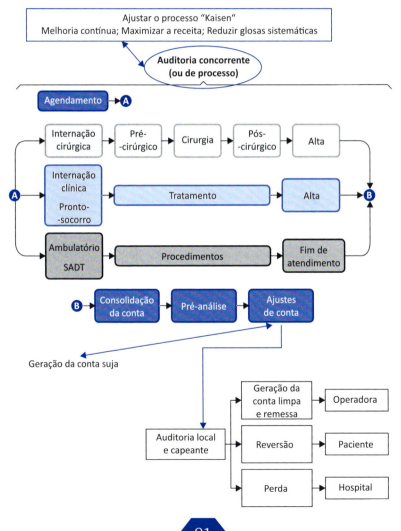

A auditoria concorrente é e retroalimentação dos processos, baseados nas glosas e erros identificados pela auditoria:
- O auditor tradicional (o antigo auditor) era o que apontava o erro nas contas – simplesmente isso;
- A auditoria atual dá apoio ao faturamento na tarefa de corrigir o processo continuamente (*kaisen*) de modo a maximizar a receita e reduzir glosas sistemáticas.

O papel do auditor é fundamental no ajuste dos processos porque ele possui o conhecimento técnico que o departamento de faturamento não tem.

Não se pode esperar que um faturista, profissional administrativo, entenda o que é realmente utilizado em um procedimento multidisciplinar.

O auditor, que tem a formação na área técnica, é quem pode contribuir efetivamente:
- Apoiando no desenvolvimento de *check-lists* e *kits*;
- Instruindo os profissionais assistenciais sobre a necessidade de:
- Utilizar ferramentas padronizadas;
- Formalizar de forma adequada os registros multidisciplinares, especialmente com relação ao carimbo, data e assinatura;
- Identificar durante o atendimento os casos de incompatibilidade e necessidade de autorização especial na saúde suplementar.

Mas a instrução do processo de auditoria concorrente é atividade compartilhada: auditor e gestor do faturamento hospitalar são as figuras centrais.

Auditoria Local e Capeante

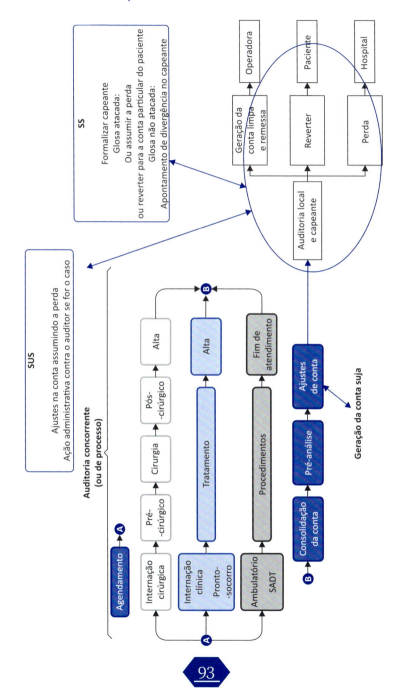

A Auditoria Local é o processo em que hospital e provedor ajustam definitivamente a conta para que possa ser remetida (faturada).

No SUS não é comum. Na maior parte do Brasil a auditoria SUS só ocorre após a remessa, mas nos casos em que ocorre, os apontamentos do auditor resultam:
- Em ajustes na conta que se transformam em perda para o hospital
- Ou em ação administrativa contra o auditor, se for o caso:
  - Conforme discutido no capitulo de gestão comercial, o sistema SUS obriga o relacionamento de entidades político-partidárias diferentes;
  - Como em toda a atividade político-partidária existem interesses conflitantes, em algumas situações a auditoria das contas do hospital perde a característica técnica e desvia para a política – daí o eventual encaminhamento das glosas para o âmbito das ações administrativas.

Saúde Suplementar – Capeante	
O que é	Uma capa da conta, formalizando o acordo entre os auditores internos e externos
Foco	Técnico, embora eventualmente possa resultar em glosa administrativa
Para que serve	Eliminar da conta itens indevidamente faturados
	Formalizar a divergência entre os auditores internos e externos
	Formalizar cumprimento da rotina de auditoria
Conteúdo básico	Identificação do paciente, atendimento e conta
	Itens que serão expurgados da conta apresentada
	Itens em que ocorre divergência técnica entre os auditores internos e externos. Serão expurgados da conta mas haverá processo consequente por parte do hospital
	Assinatura e carimbo dos auditores internos e externos

Na saúde suplementar o processo é bem diferente do SUS. Os auditores internos e externos discutem a conta e formalizam um documento denominado "Capeante":
- O termo "Capeante" vem de "Capa", que é uma folha assinada por ambos que passa a ser a primeira do processo (a capa);
- Nele, os auditores formalizam:
    - Que a conta apresentada está perfeita, não necessitando de algum ajuste
    - Ou que a conta necessita de ajustes antes de ser remetida para a Operadora, e os ajustes serão feitos com a concordância do Hospital;
    - Ou que a conta está sendo ajustada por indicação do auditor da Operadora, mas sem a concordância do auditor do Hospital, o que é chamado de "divergência".

Os ajustes apontados:
- Se são erros, ou por falta de evidência adequada, ou por apresentação fora do prazo ou erros sistemáticos que lançam algo indevido na conta, não podem ser cobrados e passam a ser considerados como perda para o hospital;
- O que a Operadora não dá cobertura, ou negou cobertura por motivo injustificado (divergência), é revertido para a Conta Particular Diferença para ser apresentado para pagamento por parte do paciente;
- O restante da conta é remetido para a operadora, o que é chamado de "Conta Limpa".

O processo de Auditoria Local é extremamente desgastante para o Hospital, mas ainda assim é melhor que ocorra no Hospital logo após o atendimento do que ser realizado pós-remessa, primeiro porque o tempo é inimigo da memória das pessoas envolvidas no atendimento, e com isso a discussão do caso é dificultada, e depois porque uma vez faturado, existem encargos fiscais cujo recolhimento pode ser irreversível caso haja necessidade de ajustar a conta já emitida.

Um aspecto importante da gestão da auditoria de contas é a definição e controle adequado do agendamento da auditoria.

Quando o provedor tem alto volume de contas no hospital costuma destacar a equipe de auditores para visitas semanais ao hospital, caso contrário este período vai se alongando, a ponto de determinados provedores enviar auditor ao hospital uma vez por mês. O provedor necessita desta adequação para diluir o custo da auditoria em um volume razoável de contas para se viabilizar.

Mas, como vimos, existe prazo para a remessa da conta após o atendimento, e a perda desse prazo pode significar descontos ou perda para o hospital:

- Imagine que a operadora envia auditor apenas uma vez por mês, todo dia 15;
- A conta do paciente que teve alta no dia 16, mesmo que fechada instantaneamente pelo faturamento vai ficar quase 30 dias esperando a visita do auditor para poder ser liberada.

A gestão da auditoria exige que o cronograma seja ajustado continuamente, considerando o aumento e queda da demanda do provedor de modo que a situação acima seja exceção e não regra.

A auditoria local não costuma auditar todas as contas:

- As contas de Internação geralmente sempre são auditadas;
- As contas de Pronto-Socorro entram na auditoria geralmente quando o hospital tem elevado fluxo de atendimento de paciente crônicos e descompensados (dependendo da sua especialidade e público-alvo);
- As contas ambulatoriais de consulta simples não são auditadas – apenas as que se referem aos procedimentos ambulatoriais de média e alta complexidade;
- As contas de SADT não costumam ser auditadas.

Mas a prática varia muito caso a caso – não é de se espantar que uma operadora tenha como prática auditar contas ambulatoriais de consulta simples: mas é difícil entender o custo × benefício de adotar esta prática.

PÓS-REMESSA

Já seria complicado se a discussão das contas e das glosas acontecessem apenas antes da remessa das contas aos provedores, mas por algumas razões o ciclo da conta não se encerra apenas com o pagamento da conta:

- Alguns provedores não mantêm auditores para realizar auditoria local no hospital, então todo o processo de auditoria da conta ocorre após a remessa;
- Alguns aspectos da conta não podem ser aferidos no próprio hospital pelo auditor local, e esta aferição sempre ocorre após a remessa;
- E alguns eventos comerciais e/ou de relacionamento desencadeiam análises posteriores ao da formalização do Capeante.

Os processos de pagamento e glosa após a remessa da conta para o provedor são chamados de "Pós-Remessa".

Visão Geral

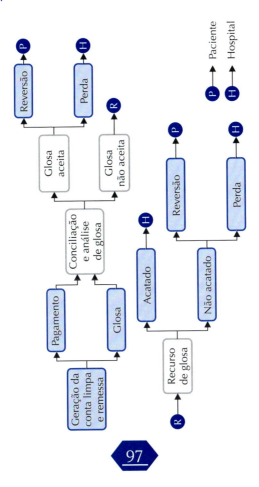

Gestão do Faturamento e Auditoria de Contas Hospitalares

Após a remessa da conta o hospital identifica o pagamento e/ou a glosa, e avalia se a glosa é procedente (se vai aceitá-la) ou não é procedente (se vai recusá-la). Esse processo é chamado de "Conciliação e Análise da Glosa".

Decidindo não acatar a glosa, o hospital inicia um processo chamado "Recurso de Glosa", para as providencias de resgatar a receita.

Conciliação e Análise de Glosas

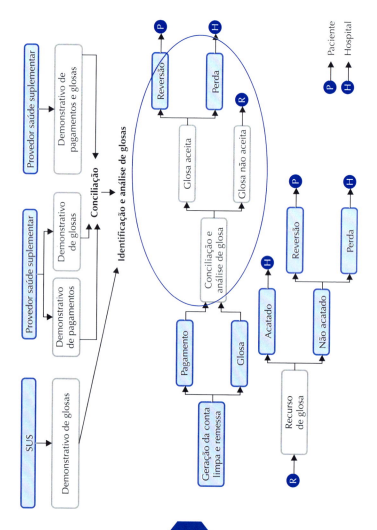

A Conciliação e Análise de Glosa no SUS é muito simples:
- O hospital recebe um demonstrativo padronizado, que identifica item a item o que foi glosado, e cuja receita não será repassada;
- Como tudo e feito com base na Tabela SIGTAP, cujo volume de itens é incomparavelmente menor do que os existentes na saúde suplementar, as glosas são facilmente identificáveis;
- O resultado da análise raramente se transforma em recurso quando analisado tecnicamente – a regra está na tabela e geralmente a glosa se refere a uma incompatibilidade ou formalização inadequada;
- Quando se transforma em recurso, geralmente algum componente político-partidário está presente, e o ressarcimento será dificultado;
- Quando não se transforma em recurso é perda de receita assumida pelo hospital, e serve de alerta para ajuste no processo de formação das contas (abrangência da auditoria concorrente).

Na Saúde Suplementar, a Conciliação e Análise de Glosas não é simples:
- A operadora não costuma ter interesse em simplificar a identificação das glosas por parte do hospital. Não é raro que os demonstrativos de pagamentos e glosas sejam distintos e confusos, transformando a conciliação em processo investigatório;
- Cada operadora utiliza um sistema diferente, e são constantemente atualizados, o que dificulta a utilização por parte dos envolvidos no hospital que não tem conhecimento e treinamento adequados para cumprir sua missão.

Uma vez identificada a glosa, o hospital pode trilhar dois caminhos:
- Aceitar a glosa, ou seja, entender que a operadora está glosando porque o hospital cometeu algum erro no faturamento, e assumir a perda;
- Não aceitar a glosa, ou seja, entender que o argumen-

to alegado pela operadora para o não pagamento não é adequado:

- Neste caso o hospital formaliza um recurso de glosa, ou seja, formaliza um argumento de que a operadora está equivocada em não realizar o pagamento.

Recurso de Glosa na Saúde Suplementar

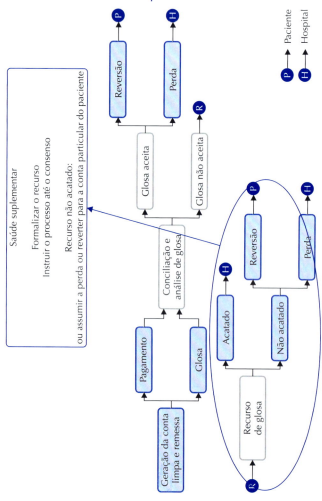

O Recurso de Glosa é um processo em que o hospital argumenta que a glosa não está de acordo com as regras:
- A operadora pode acatar o recurso, ou seja, entender que cometeu engano ao glosar e concordar com o pagamento;
- Mas a operadora pode não acatar o recurso, entendendo que tem razão em glosar o pagamento.

Esse processo pode se alongar, porque depende de cada contrato o prazo para formalizar o recurso, o prazo para responder o recurso, e se existe abertura para réplica, tréplica etc. O hospital, identificando que não existe consenso, pode trilhar três caminhos:
- Assumir a perda;
- Reverter a cobrança, encaminhando para o paciente;
- Negociar o caso no âmbito comercial, uma vez que no técnico não será resolvido.

PRÁTICAS

Algumas práticas complementam o entendimento da gestão da auditoria de contas hospitalares, especialmente sobre glosas, e a estrutura de auditoria relacionada a elas.

TIPOS DE GLOSAS

As glosas, que em qualquer segmento de mercado representam a "exceção da exceção", na saúde suplementar é a regra, fruto da imensa quantidade de regras de faturamento relacionadas a uma atividade (assistência ao paciente) que não pode ser realizada a partir de processos absolutamente herméticos, como ocorre na indústria, por exemplo.

Para estudar as glosas é necessário primeiro entender que se classificam em dois tipos diferentes, e cada tipo envolve profissionais diferentes:
- A Glosa Técnica:
  - Em geral, ocorre durante o processo de Auditoria Local;
  - Pode ocorrer na Auditoria Pós-Remessa quando não existe Auditoria Local, ou em casos específicos onde o

auditor local falhou na análise de algum item de muita significância na conta. Por exemplo:
- Não aferiu adequadamente o registro ANVISA de um OPME;
- Não aferiu adequadamente a quantidade de diárias autorizadas para o caso;

• A Glosa Administrativa:
- Em geral, ocorre na Auditoria Pós-Remessa;
- Pode ocorrer na Auditoria Local nas questões de análise simples, como exemplo o prazo de apresentação da conta para o auditor externo na auditoria local.

Glosa Técnica

Glosa técnica
Foco assistencial

Auditoria médica
Procedimentos/honorários, diárias, taxas de sala, OPME, exames e pacotes
Auditoria de enfermagem
Procedimentos de enfermagem, uso de equipamentos e insumos
Profissionais multidisciplinares
Procedimento da disciplina, uso de equipamentos e insumos

A glosa técnica é a que se refere diretamente à assistência do paciente, e não aos aspectos relacionados com ela. Responde perguntas como:
- Por que o procedimento foi realizado?
- Por que o insumo foi utilizado?
- Por que o paciente ficou tanto tempo internado?

Só pelo exemplo das perguntas já é possível concluir que a discussão (a pergunta, a resposta e a justificativa) envolve profissionais assistenciais: médicos e outros profissionais multidisciplinares.

Auditoria Médica

Objeto de auditoria médica	Pontos de atenção da auditoria
Diárias e prorrogações	Autorização e compatibilidade com CID e procedimento
Taxas de sala	Compatibilidade com o procedimento, exame ou terapia
Procedimentos e honorários médicos	Autorização e compatibilidade: • SUS – tabela SIGTAP • SS – tabela CBHPM
Exames, terapias e hemocomponentes	Prescrição e compatibilidade com o caso
OPME	Saúde suplementar: • Autorização • Evidências SUS: • Compatibilidades na Tabela SIGTAP • Evidências

Ao médico, auditor do hospital e auditor do provedor, cabe a discussão das questões fundamentais do atendimento:
- Justificativa do atendimento, que envolve:
  - Tempo de internação;
  - Autorização;
  - Compatibilidade do diagnóstico (CID) e do procedimento;
- Utilização de Salas:
  - Para cirurgias;
  - Para procedimentos;
- Exatidão do apontamento dos procedimentos e honorários médicos, que envolve autorização e compatibilidades:
  - Com a Tabela SIGTAP, no caso do SUS;
  - Com a Tabela CBHPM, no caso da Saúde Suplementar;

- A adequação da necessidade de realização de exames e terapias, e uso de hemocomponentes;
- O uso de insumo de alto custo, em especial o OPME:
  - Autorização e evidências, no caso da saúde suplementar;
  - Evidências e compatibilidade com a Tabela SIGTAP, no caso do SUS.

Auditoria Multidisciplinar

Objeto	Pontos de atenção da auditoria
Taxa de procedimento multidisciplinar	Prescrição e/ou evolução multidisciplinar
Taxa de uso de equipamento	Compatibilidade com o procedimento
Medicamentos	Prescrição e checagem
Materiais	Compatibilidade com o procedimento
Gases	Prescrição e/ou compatibilidade com o procedimento

Aos profissionais multidisciplinares (Enfermagem, Fisioterapia etc.) cabe a discussão sobre:
- O lançamento dos procedimentos correspondentes à cada disciplina, que envolve a adequada formalização da prescrição e evolução multidisciplinar;
- A compatibilidade do uso de equipamentos compatíveis com o procedimento realizado;
- A utilização dos insumos para a realização do procedimento.

Especialmente com relação à enfermagem, é prática também a discussão sobre os insumos utilizados nos procedimentos médicos, uma vez que não é comum o médico ter conhecimento para se envolver nesse tipo de discussão.

Prorrogação de Internação e Pós-Cirúrgico

Conceito	Conceito	Pontos de atenção na auditoria
Prorrogação • SUS e SS	Necessidade do paciente permanecer: • Tempo maior que o autorizado na SS • Tempo maior que o definido na Tabela SIGTAP no SUS	• Justificativa do médico • Autorização na SS
Pós-cirúrgico • Somente SS	Na SS, a utilização de OPME diferente do autorizado previamente	• Justifivativa do médico responsável • Autorização complementar • Compatibilidade com o caso • Coberturas do plano

Dois tipos de glosa têm especial atenção do hospital porque ocorrem durante o atendimento do paciente internado, antes da alta hospitalar.

Prorrogação da Internação

- É a necessidade do paciente permanecer internado por um período de tempo maior:
    - Que a autorização original, na Saúde Suplementar;
    - Que a média de permanência definida na Tabela SIGTAP, no caso do SUS;
- Em ambos os casos é necessária a formalização de uma justificativa por parte do médico responsável pela internação:
    - Especificamente no caso da Saúde Suplementar é necessária a obtenção de uma autorização de prorrogação junto à operadora.

Pós-Cirúrgico

- É o termo utilizado na Saúde Suplementar para identificar os casos em que o médico utilizou em um procedimento algum OPME diferente do que havia sido autorizado previamente. Isso ocorre:

- Especialmente em determinadas cirurgias ortopédicas, em que o tamanho e calibre do material só pode ser definido no momento do ato cirúrgico;
- Nas cirurgias de emergência, onde na verdade não existe autorização prévia;
• O fato exige a formalização de uma autorização complementar:
  - Baseada na justificativa do médico;
  - Que será fornecida somente se for comprovada a compatibilidade e necessidade para o caso e se plano der cobertura;
• Esse tipo de evento tem altíssima probabilidade de glosa técnica, e consequente reversão de lançamento para a conta particular do paciente.

Glosa Administrativa

Glosa administrativa
Foco: formalização/processo/preço

Áreas de atendimento e relacionado
Autorizações, termos, avisos
Comercial/faturamento
Parametrização de preços, lançamentos, formação das contas, remessas
Gestor de auditoria
Cronogramas, recursos

A glosa administrativa se refere às obrigações complementares definidas no contrato, não diretamente relacionadas com as atividades assistenciais propriamente ditas, e que envolvem as áreas de retaguarda e apoio técnico e administrativo.

Com relação às áreas de Atendimento e Relacionamento com o Paciente:
• A obtenção das autorizações;
• A emissão de termos de responsabilidade e guias;
• Na Saúde Suplementar, os avisos prévios de não cobertura ao paciente.

Com relação à Área Comercial e Faturamento:
• A parametrização adequada dos preços no sistema;

- A exatidão e adequação dos lançamentos de acordo com as tabelas de preços, coberturas e compatibilidades;
- Os procedimentos e prazos adequados de remessa das contas e da documentação exigível.

Ao Gestor de Auditoria:
- A adequação e cumprimento dos cronogramas de auditoria local;
- O cumprimento dos prazos e formalidades necessárias para os processos de recursos de glosas.

Especialmente na Saúde Suplementar existe uma infinidade de pontos de atenção em relação aos eventos que podem resultar em Glosa Administrativa.

Podemos destacar alguns como principais, ressaltando que a glosa administrativa pode resultar em bloqueio total do pagamento da conta – dependendo do apontamento a sua resolução deve ser priorizada em relação às demais glosas.

Objeto de auditoria administrativa	Pontos de atenção da auditoria
Autorizações	Compatibilidade entre autorização e real
Prazos	Apresentação para auditoria, remessa da conta, remessa do recurso
Preços e coberturas	Compatibilidade com a tabela de preços, contrato e plano do paciente
Documentos complementares	• SS e SUS · Identificação do paciente · Carimbos, assinaturas, datas nos documentos do prontuário · Eventualmente embalagens de produtos (evidências) · Preenchimento de campos obrigatórios nas prescrições, evoluções e registros de admissão e alta · Temos de responsabilidades • SS: · Guia TISS • SUS: · AIH/APAC/BPA/Laudo OPME

Autorizações

- Compatibilidade entre a Autorização e o Atendimento Real;
- Na Saúde Suplementar, algumas vezes tecnicamente a autorização está compatível com o procedimento, mas existe uma data de validade para a autorização:
  - Neste caso é pouco provável que o hospital perca a receita, mas é muito provável que haverá uma glosa administrativa a ser recursada, e o recebimento será postergado.

Prazos

- O cumprimento dos prazos geralmente é parametrizado no sistema da operadora, e certamente parametrizado no SUS;
- Por esta razão, o não cumprimento do prazo não se resolve de forma simples entre o canal do hospital e do provedor:
  - O sistema gera a glosa automaticamente que deverá ser recursada;
    - No caso do SUS a chance de perder a receita é grande;
    - No caso da saúde suplementar envolverá negociação, podendo haver desconto no pagamento, quando existe esta previsão no contrato.

Preços e Coberturas

- Geralmente os únicos preços e coberturas que a auditoria local tem condições de avaliar é o do OPME e dos Honorários Médicos;
- Todos os demais acabam sendo aferidos via sistema, no processo pós-remessa da conta;
- No sistema SUS é de praxe o próprio sistema ajustar o preço de acordo com a Tabela SIGTAP, e a chance do sistema fazer isso de forma indevida é praticamente zero;
- Na Saúde Suplementar quando isso ocorre pode ser por várias razões, sendo as principais quando o sistema do Hospital, ou o sistema da Operadora não está exatamente ajustado de acordo com o contrato:
  - As glosas serão encaminhadas geralmente em grande quantidade no pós-remessa;

- No caso de erro no sistema do Hospital o final do processo de análise resultará em perda;
- No caso de erro no sistema da Operadora o processo vai instruir um recurso de glosa;
- Como nestes casos o volume de glosas é muito elevado, e o valor glosado é muito pequeno, geralmente uma negociação comercial é feita em relação ao universo das glosas, e o departamento de informática de cada lado pode ser envolvidos no sentido de baixar as glosas por lote, uma vez que a justificativa é sempre a mesma para todos os casos;
• Especificamente no caso de coberturas na Saúde Suplementar, não é raro que no registro do paciente se faça toda a identificação do paciente e operadora, mas haja falha na identificação do plano específico do paciente por dificuldade de identificação na própria "carteirinha" fornecida pela operadora:
    - Isso gera um grande problema prático, porque para uma mesma operadora o preço de algo é diferente dependendo do plano. Nesse caso, dependendo do estabelecido no contrato:
        ♦ Pode ser mais viável cancelar a conta e "regerar" novamente com base no plano adequado;
        ♦ Ou pode ser mais viável uma negociação comercial de acréscimo ou desconto no preço total;
        ♦ Uma dessas duas alternativas geralmente é mais viável do que ter que tratar todas as glosas, item a item da conta.

Documentos Complementares

• Existe uma infinidade de documentos utilizados para evidenciar adequadamente a apresentação da conta hospitalar:
    - Em qualquer situação sempre se afere:
        ♦ A identificação adequada do paciente;
        ♦ Os carimbos, assinaturas e datas nos documentos do prontuário;
        ♦ Eventualmente as embalagens de produtos de alto custo, especialmente o OPME;

- O preenchimento adequado dos campos obrigatórios nas prescrições, evoluções, descrição de procedimentos, descrição de cirurgias e alta;
- O preenchimento adequado dos Termos de Responsabilidade e de Consentimento;
  - Particularmente na Saúde Suplementar, o preenchimento adequado dos documentos padronizados pela ANS, como a Guia TISS;
  - Particularmente no SUS, o preenchimento adequado dos documentos padronizados de faturamento, como AIH, APAC, BPA etc.

Pelo exposto, é muito fácil concluir que o custo relacionado aos processos de glosas é elevadíssimo para o hospital:
- O Provedor tem custo relacionado à aferição da apresentação, geração da glosa e análise do recurso;
- Mas o Hospital tem o custo de produção da documentação, aferição da apresentação, identificação da glosa, produção do recurso e análise do recurso.

GLOSA ZERO

O erro mais comum verificado na gestão do faturamento e auditoria de contas hospitalares é estabelecer como meta não haver glosa – a chamada Glosa Zero.

A glosa é incômoda, mas não é indesejável. E um ambiente de regras e práticas tão complexo a única hipótese defendida com unanimidade é que a conta hospitalar vai ser gerada com erro... sempre.

As contas que se referem aos atendimentos pontuais (ambulatorial de consulta, SADT, pronto-socorro de consulta) e as que se referem aos pacotes evidentemente podem ser geradas com índice de acerto de quase 100%. Tanto que nem é comum que essas contas sofram auditoria. Em geral, são geradas e remetidas sem qualquer tipo de auditoria, sendo submetidas apenas aos critérios de consistências de compatibilidades, sobretudo as que se referem à formalização.

Mas nas contas de internação, especialmente as que se referem aos procedimentos cirúrgicos, é esperado haja erro, ou seja, é esperado que glosas sejam apontadas.

Na relação predatória que caracteriza o contato entre o hospital e a fonte pagadora, é esperado que se o erro favorecer a operadora a sua auditoria vai apontar, mas se for o inverso, se o erro favorecer a operadora, não é provável que a conta seja glosada – será remetida "a menor", gerando perda para o hospital.

Seguindo essa lógica, para o hospital, se não houver glosa é grande a chance da conta estar subfaturada.

Em diversos segmentos de mercado a aparente ausência de erro é evitada:

- Uma empresa jornalística que distribui jornais em bancas, se não sobrar nenhum exemplar nas bancas não consegue saber quantas pessoas deixaram de comprar porque acabou;
- Em uma padaria se não sobrar nenhum pão na prateleira o dono não saberá quantas pessoas deixaram de comprar porque acabou.

Do mesmo modo, nos hospitais a ausência de glosa deve ser analisada com profundidade.

Infelizmente, existe um outro aspecto que confunde os envolvidos:

- No segmento da saúde, as operadoras costumam terceirizar as equipes de auditoria. É evidente que essa atividade terceirizada é muito mais eficiente e barata do que se for realizada por equipe própria;
- O fato ruim se refere ao fato de que as vezes a empresa de auditoria:
  - Ou é remunerada de forma variável – um porcentual do valor glosado nas contas;
  - Ou é avaliada em função do volume de glosas apontadas.

Esse fato faz com que os auditores trabalhem com uma meta de glosa, e podem abandonar a razão em prol do cumprimento da meta, produzindo um cenário ruim, porque acaba ficando muito evidente.

O cenário pode ficar ainda pior quando o hospital, sabedor da prática dos auditores, simula lançamentos indevidos à maior, para compensar a glosa indevida que será apontada.

A história mostra que estes episódios acabam em litígio e devem ser evitados: o processo de apresentação das contas e de auditoria das contas deve ser obrigatoriamente lícito e ético – desviar desta conduta acaba sendo prejudicial para todas as partes envolvidas – é só uma questão de tempo para comprovar.

SOBRE IDENTIFICAÇÃO E RECURSO DE GLOSA

Tópico	Notas
Prazos	A estrutura da operadora não facilita a identificação e o recurso Se o hospital não agir pró-ativamente perde o prazo e a receita
Objetividade	O recurso deve ser simples e objetivo: quanto mais rebusada for a linguagem, maior a chance do processo demorar
Formalização	Só vale o que está no contrato e as evidências formais Acordos verbais não têm validade
Falta de consenso	Se o processo não resultar em consenso: • Ou a glosa deve ser revertida para o paciente • Ou a glosa deve ser discutida no âmbito comercial
Sistemas	Os sistemas das operadoras são diferentes • O hospital deve avaliar se os funcionários envolvidos estão adequadamente treinados nas ferramentas Identificada uma glosa controlada por sistema • Deve ou deverá haver glosas sistemáticas e em grande volume • A estrutura comercial/faturamento/auditoria deve priorizar o ajuste adequado do sistema em relação às outras atividades

Levando-se em conta que não existe interesse do Provedor, em especial a operadora, em simplificar o processo de identificação e recurso de glosa, é fundamental que o Hospital tenha como métricas a simplificação do processo.

Prazos

- O Hospital deve agir de forma pró ativa;
- Analisar, se possível diariamente, os relatórios procurando identificar a glosa o mais cedo possível.

Objetividade

- Quanto maior e mais confusos os textos, maior a chance do processo demorar mais do que deveria;
- Deve usar linguagem simples, formalizando o recurso apenas no que ao que se refere especificamente a glosa.

Formalização

- Somente o que consta no contrato deve ser feito, e somente o que consta no contrato tem valor;
- Acordos verbais ou instrumentos não descritos no contrato não têm valor.

Falta de Consenso

- Se o processo de recurso apontar falta de consenso, não deixar que fique estagnado, encaminhando para uma definição imediata:
  - No caso do SUS ou Saúde Suplementar:
  - Encaminhar o caso para negociação comercial, uma vez que a decisão técnica não resolveu;
- No caso da Saúde Suplementar:
  - Se for o caso, reverter a cobrança para a pagamento direto por parte do paciente (Conta Particular Diferença).

Sistemas

- Identificando grande volume de glosas por problemas de parametrização de sistemas, instruir o processo para resolução no âmbito comercial, para que seja resolvido em lote;
- Identificando modificação no sistema do provedor, buscar imediatamente a reciclagem de treinamento dos envolvidos de modo a evitar que a inabilidade seja origem de glosas.

A tônica da gestão das glosas não deve ser jurídica – o aspecto jurídico é fundamental nos casos de litígio, mas não deve ser utilizado de forma rotineira, como se a relação hospital e provedor fosse algo obrigatório, no sentido de existir por obrigação e não para viabilizar a atividade de ambas as partes.

Provedor e hospital dependem mutuamente uns dos outros. O fato do provedor, especialmente a operadora, ser rígido na definição de regras se baseia na necessidade de controlar a sinistralidade dos seus planos.

A tônica do estreitamento do relacionamento dá ao hospital melhores resultados.

RECURSOS INDESEJÁVEIS

Hospitais, Operadoras de Planos de Saúde, SUS, Auditores Internos e Auditores Externos não devem perder o sentido de que todos os envolvidos dependem uns dos outros, e que qualquer atividade humana que envolve dinheiro pode originar demandas judiciais.

Existe um limite aceitável para o processo intencionalmente moroso, intencionalmente não solucionado.

Especialmente na Saúde Suplementar é comum depararmos com situações e que não existe consenso para resolver uma determinada situação, apontada pelo auditor externo e não aceita pelo auditor interno.

A estrutura de faturamento e auditoria de contas do hospital e da operadora de planos de saúde geralmente está equipara para seguir o rito estabelecido nos contratos:
- Apresentação a Conta para Auditoria Local;
- Formalização do Capeante;
- Remessa da Conta;
- Glosa;
- Recurso de Glosa.

Quando o processo fica indefinidamente em uma etapa sem solução de consenso a estrutura de faturamento e de auditoria de contas fica sem ação, repetindo o processo indefinidamente (*looping*). Por exemplo:
- A conta fica indefinidamente pendente sem formalização do capeante;

- O recurso de glosa fica sendo reenviado repetidamente, e a análise do recurso fica sendo reapresentada indefinidamente.

Esse tipo de evento deve ser retirado da rotina o mais breve possível para ser resolvido no âmbito comercial. Instâncias comerciais do hospital e da operadora de planos de saúde devem decidir o que fazer sem envolver a estrutura operacional das duas empresas. Caso isso não ocorra, além do caso particular propriamente dito, o prejuízo acaba se dando no relacionamento pessoal dos colaboradores de cada parte, e quando os processos passam a depender de aspectos pessoais a probabilidade de todos os envolvidos serem prejudicados é muito grande.

Processo de Desqualificação, Denúncia ao Conselho e Ação Civil Pessoa Física

Uma vez comprovado que auditor externo age rotineiramente de forma ilícita ou antiética, a prática de mercado recomenda que o hospital siga as etapas de penalização cabíveis.

O primeiro passo sempre é comunicar formalmente a ele que sua atitude está sendo considerada inadequada. Esta atitude permite que o bom profissional tenha chance da justificativa.

A maior dificuldade do hospital costuma ser o fato de que os auditores externo e interno, devido a longa convivência, acabam criando certo vínculo de amizade, e mesmo o fato sendo apontado pelo auditor interno, quando é necessário formalizar acaba havendo resistência.

Desqualificação

Consiste na formalização por parte do hospital para a Operadora de Planos de Saúde, do fato que justifica a substituição do auditor.

É o melhor modo de resolver o problema: a operadora passa a enviar outro auditor em substituição ao que age de forma inadequada e o assunto é encerrado.

Denúncia ao Conselho

Uma vez que auditoria é uma profissão regulamentada, o hospital tem o recurso de denunciar o profissional no conselho à que ele esteja vinculado – geralmente:

- Conselho Regional de Medicina;
- Conselho Regional de Enfermagem.

Na prática, no momento em que o profissional recebe a denúncia nem se presta a recorrer. Geralmente pede a substituição junto à operadora que está vinculado em relação ao hospital.

Ação Civil Pessoa Física

Como atos ilegais ou ilícitos de auditoria envolvem recursos financeiros, o hospital pode demandar uma ação civil contra o profissional, pleiteando ressarcimento em relação ao prejuízo.

É uma ação extremamente drástica, executada na prática apenas em episódios que envolvem grandes valores, onde geralmente o auditor é integrante de um grupo.

Processo de Retração, Suspensão, Cancelamento do Contrato e Ação Civil Pessoa Jurídica

Nos casos em que fica evidenciada a intenção da operadora em sistematicamente bloquear a remessa das contas, recomenda-se que o hospital execute as penalizações cabíveis.

A primeira é comunicar formalmente o fato que, segundo o hospital, está prejudicando a rotina e não condiz com as regras contratuais. Essa ação permite que a operadora tenha a possibilidade de formalizar sua justificativa.

Retração

Consiste em reduzir a oferta dos serviços do hospital para a operadora.

É uma ação extremamente necessária porque se a operadora está dificultando o envio de contas, quanto mais contas o hospital gerar em novos atendimentos, mais contas ficarão sem liberação.

Para adotar esta ação é imprescindível analisar se existe alguma cláusula no contrato que impeça o hospital de fazer isso. Na prática, mesmo quando existe disposição contratual em contrário a eventual multa costuma ser menor que o prejuízo de continuar atendendo os pacientes da operadora.

Suspensão

Consiste em formalizar para a operadora que o contrato será suspenso, justificando o fato com relatórios demonstrativos, e informando que o atendimento será suspenso até que haja solução para as pendências.

Cancelamento do Contrato e Ação Civil Pessoa Jurídica

Nos casos extremos, o cancelamento do contrato e a eventual ação civil pleiteando perdas e danos é inevitável. Geralmente ocorre nos casos de insolvência da operadora, e o prejuízo é quase certo.

Capítulo 3

Guia de Gestão das Contas Hospitalares

ASSOCIAÇÃO TIPOS DE ATENDIMENTO × SISTEMA DE FINANCIAMENTO

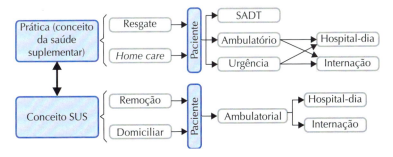

Como vimos as regras e práticas relacionadas a realização da receita hospitalar estão vinculadas principalmente aos tipos de atendimentos e ao sistema de financiamento. Não há correspondência exata entre os tipos de atendimento no SUS e na Saúde Suplementar, embora haja certa semelhança, e a lógica de remuneração dos sistemas é diferente.

GUIA DE LANÇAMENTOS

O primeiro passo produzir um mapa que relaciona os tipos de atendimentos do hospital com a origem dos lançamentos.

Resumidamente as origens de receita podem ser:
- Leito (ocupação de um leito hospitalar);
- Sala (utilização de uma sala);
- Equipamento (utilização de um equipamento);
- Gás (consumo)
- Procedimento ou Honorário Médico
- Procedimento ou Honorário Multidisciplinar
- Exame/Terapia
- Medicamento
- Material
- Filme (utilizado em laudos de exames de diagnóstico por imagem);
- Contraste/Radiofármaco (utilizados em exames de diagnóstico por imagem);
- Dieta Especial (enteral ou parenteral);
- OPME;
- Ato Administrativo, ou outro que indique um "Lançamento Específico";
- Notificação.

E os tipos de atendimentos podem ser (por exemplo, mas não exclusivamente ou necessariamente descritos desta forma):
- Atendimento à Distância:
  - Atendimento Domiciliar;
  - Remoção;
  - Resgate;
  - Diagnóstico;
  - Segunda Opinião;
- Pronto-Socorro (ou Pronto-Atendimento):
  - Atenção Básica/Consulta;
  - Urgência/Peq. Proced./Observação;
- Ambulatório:
  - Consultório Médico;
  - Consultório Multidisciplinar;
  - Fisiatria;
  - Fisioterapia;
  - Medicina Esportiva/Estudo dos Movimentos;
  - Oficina Ortopédica;
  - Reabilitação;

- Terapia Ocupacional;
- Assistência Farmacêutica;
- Pequenos Procedimentos;
- Hospital-Dia:
  - Atenção Psicossocial;
  - Procedimentos;
  - Radiologia Intervencionista;
- Internação:
  - Clínica;
  - Cirúrgica;
- SADT:
  - Anatomia Patológica;
  - Audiometria;
  - Colposcopia/Vulvoscopia;
  - Densitometria Óssea;
  - Ecocardiografia;
  - Eletrocardiografia;
  - Eletroencefalografia;
  - Eletroneuromiografia;
  - Endoscopia/Colonoscopia;
  - Espirometria;
  - Hemodiálise;
  - Holter/M.A.P.A.;
  - Laboratório de Análises Clínicas;
  - Litotrícia;
  - Medicina Nuclear;
  - Oftalmologia;
  - Polissonografia;
  - Quimioterapia;
  - Radiologia Geral;
  - Radioterapia;
  - Ressonância Magnética;
  - Teste de Ergométrico/Esforço;
  - Tomografia Computadorizada;
  - Ultrassonografia.

Algumas origens, especificamente no sistema SUS, não se relacionam aos tipos de atendimento hospitalares:
- Ações de Promoção da Saúde e Ações Complementares;

- São exemplos a vacinação, coleta de leite materno, investigação de surtos, desenvolvimento de protocolos etc.

O gestor do faturamento deve manter um mapa atualizado que relaciona o que ocorre no hospital. Vai documentando o que o hospital faz e as origens possíveis de lançamentos:

Referência para lançamentos													
Tipo de atendimento		Leito	Sala Equipamento Gás	Procedimento ou honorário médico	Procedimento ou honorário multidisciplinar	Exame/terapia	Medicamento	Material Filme	Contraste/radiofármaco	Dieta especial	OPME	Ato administrativo Lançamento específico	Notificação
À distância	Atendimento domiciliar												
	Remoção												
	Resgate												
	Diagnóstico												
	Segunda opinião												
Pronto--Socorro (ou PA)	Atenção básica/ consulta												
	Urgência/ Peq. Proced./ Observação												

Este exemplo demonstra uma forma de fazer: uma planilha em que nas linhas são relacionados os tipos de atendimento, e nas colunas as possíveis origens de lançamentos;

As células que estão "em branco" indicam as oportunidades de lançamentos do hospital.

Para cada oportunidade de lançamento mapeada a ação de gestão deve ser:
- Aferir se o fluxo de informação está favorecendo que o registro na origem se traduz em lançamentos, corrigindo e/

ou tentando maximizar o que se pode lançar caso a caso;
- No caso do SUS, aferir se a habilitação do hospital está compatível com todos os lançamentos possíveis para que não haja problema de compatibilidade nos lançamentos;
- No caso da Saúde Suplementar o trabalho é um pouco mais complexo porque é necessário compatibilizar os lançamentos contrato por contrato. Neste caso a ação deve ser conjunta entre as áreas de Faturamento, Auditoria de Contas e Comercial.

O mapeamento em um hospital que contém muitos serviços e atende tanto SUS como Saúde Suplementar produziria um mapa parecido com o que está ilustrado a seguir.

Referência para lançamentos

Tipo de atendimento		Leito	Sala	Equipamento	Gás	Procedimento ou honorário médico	Procedimento ou honorário multidisciplinar	Exame/terapia	Medicamento	Material	Filme	Contraste/radiofármaco	Dieta especial	OPME	Ato administrativo	Lançamento específico	Notificação
À distância	Atendimento domiciliar																
	Remoção																
	Resgate																
	Diagnóstico																
	Segunda opinião																
Pronto-Socorro (ou PA)	Atenção básica/consulta																
	Urgência/Peq. Proced./Observação																

Continua

Continuação

Referência para lançamentos

Tipo de atendimento		Leito		Sala		Equipamento Gás		Procedimento ou honorário médico		Procedimento ou honorário multidisciplinar		Exame/terapia		Medicamento		Material Filme		Contraste/radiofármaco		Dieta especial		OPME		Ato administrativo Lançamento específico		Notificação
		SUS	SS	SUS	SS	SUS	SS	SUS	SS	SUS	SS	SUS	SS	SUS	SS	SUS	SS	SUS	SS	SUS	SS	SUS	SS	SUS	SS
Ambulatório	Consultório médico																								
	Consultório multidisciplinar																								
	Fisiatria																								
	Fisioterapia																								
	Med. esportiva/ Est. movimentos																								
	Oficina ortopédica																								
	Reabilitação																								
	Terapia ocupacional																								
	Assistência farmacêutica																								
	Pequenos procedimentos																								
Hospital-Dia	Atenção psicossocial																								
	Procedimentos																								
	Radiologia intervencionista																								
Internação	Internação clínica																								
	Internação cirúrgica																								

Continua

Continuação

Referência para lançamentos

Tipo de atendimento		Leito	Sala	Equipamento	Gás	Procedimento ou honorário médico	Procedimento ou honorário multidisciplinar	Exame/terapia	Medicamento	Material	Filme	Contraste/radiofármaco	Dieta especial	OPME	Ato administrativo Lançamento específico	Notificação
		SUS/SS	SS	SS	SS	SUS/SS	SUS/SS	SUS/SS	SUS/SS	SUS/SS	SS	SUS/SS	SS	SUS/SS	SUS/SS	SUS
SADT	Anatomia patológica															
	Audiometria															
	Colposcopia/ vulvoscopia															
	Desitometria óssea															
	Ecocardiografia															
	Eletrocardiografia															
	Eletroencefalo- grafia															
	Eletroneuro- miografia															
	Endoscopia/ colonoscopia															
	Espirometria															
	Hemodiálise															
	Holter/M.A.P.A.															
	Laboratório de análises clínicas															
	Litotrícia															
	Medicina nuclear															
	Oftalmologia															
	Polissonografia															

Continua

Continuação

Referência para lançamentos

Tipo de atendimento		Leito	Sala	Equipamento Gás	Procedimento ou honorário médico	Procedimento ou honorário multidisciplinar	Exame/terapia	Medicamento	Material Filme	Contraste/radiofármaco	Dieta especial	OPME	Ato administrativo Lançamento específico	Notificação
		SUS/SS	SS	SS/SUS	SUS/SS	SUS/SS	SUS/SS	SUS/SS	SUS/SS	SUS/SS	SUS/SS	SUS/SS	SUS/SS	SUS
SADT	Quimioterapia													
	Radiologia geral													
	Radioterapia													
	Ressonância magnética													
	Teste ergométrico/ esforço													
	Tomografia computadorizada													
Não se aplica	Ultrassonografia													
	Ações complementares													

GUIA BASEADO NA TABELA SIGTAP

Especificamente no caso do SUS, as próprias compatibilidades da Tabela SIGTAP orientam a forma de fazer a gestão dos lançamentos. Baixando a tabela para uma planilha e analisando o relacionamento entre os itens e os tipos de atendimento descritos na própria tabela podemos identificar facilmente as origens para os lançamentos no hospital.

ATENDIMENTO DOMICILIAR

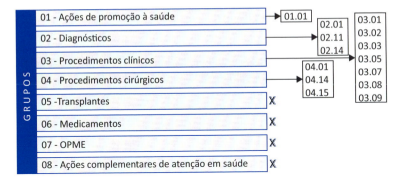

Para este tipo de atendimento:
- Não são compatíveis lançamentos nos grupos 05, 06, 07 e 08;
- Para o grupo 01, somente lançamentos do subgrupo 01;
- Para o grupo 02, somente lançamentos dos subgrupos 01, 11 e 14;
- Para o grupo 03, somente lançamentos dos subgrupos 01, 02, 03, 05, 07, 08 e 09;
- E para o grupo 04, somente lançamentos dos grupos 01, 14 e 15.

ATENÇÃO PSICOSSOCIAL

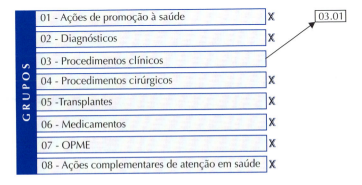

Para este tipo de atendimento só são compatíveis lançamentos do grupo 03, subgrupo 01.

ATENDIMENTO AMBULATORIAL

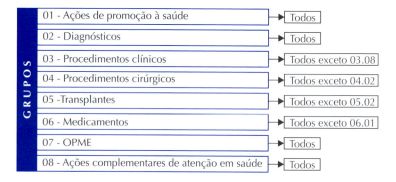

Como várias formas de atenção são enquadradas no SUS como atendimento ambulatorial:
- Praticamente todos os lançamentos de todos os grupos da tabela SIGTAP são compatíveis;
- Só não são compatíveis:
  - Grupo 03, subgrupo 08;
  - Grupo 04, subgrupo 02;
  - Grupo 05, subgrupo 02;
  - Grupo 06, subgrupo 01.

HOSPITAL-DIA

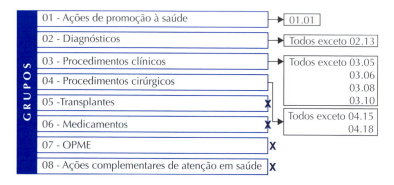

Para este tipo de atendimento:
- Não são compatíveis lançamentos nos grupos 05, 06, 07 e 08;

- São compatíveis lançamentos:
    - No grupo 01, subgrupo 01;
    - No grupo 02, exceto o subgrupo 13;
    - No grupo 03, exceto os subgrupos 05, 06, 08 e 10;
    - No grupo 04, exceto os subgrupos 15 e 18.

INTERNAÇÕES

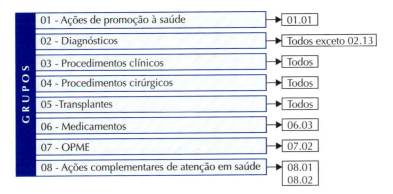

Para esse tipo de atendimento, são compatíveis praticamente todos os lançamentos da Tabela SIGTAP, exceto:
- No grupo 02, os do subgrupo 13;
- No grupo 06, os do subgrupo 03;
- No grupo 07, os do subgrupo 02
- E no grupo 08, os dos subgrupos 01 e 02.

MAPA RESUMO DE COMPATIBILIDADE

Com essas definições, é muito útil mapear os itens da Tabela SIGTAP que se aplicam ao caso do hospital.

	SIGTAP Subgrupos × Tipos de atendimento								
Grupo	Subgrupo		Atenção domiciliar	Atenção psicossocial	Ambulatório	SADT externo	Pronto-Socorro	Hospital-Dia	Internação	Retaguarda operacional
.01. Promoção à saúde	.01.	Ações coletivas e individuais	~P = 0		~P = 0					
	.02.	Vigilância em saúde								

O exemplo ilustra uma forma de mapeamento:
- As linhas descrevem os grupos e subgrupos da Tabela SIGTAP;
- E as colunas os tipos de atendimento que o hospital realiza.

Produzindo o mapa e avaliando o que é lançado nas AIHs e BPAs do hospital é possível identificar oportunidades de realizar lançamentos, e atuar de modo a identificar as origens da informação e o ajuste de fluxo necessário para que os lançamentos se viabilizem.

Um exemplo de mapa, em forma de planilha, contemplando todos os grupos e subgrupos da Tabela SIGTAP e diversos tipos de atendimento de um hospital é ilustrado na figura a seguir.

SIGTAP
Subgrupos × Tipos de atendimento

Modelo GFACH (www.gfach.net.br) - Faturamento SUS (www.faturamentohospitalar.net.br)

Grupo	Promoção á saúde	Diagnósticos								
	.01.	.02.								
Subgrupo	Ações coletivas e individuais	Vigilância em saúde	Coleta de material	Laboratório clínico	Anatomia patológica	Radiologia geral	Ultrassonografia	Tomografia	Ressonância magnética	Medicina nuclear	Endoscopia
	.01.	.02.	.01.	.02.	.03.	.04.	.05.	.06.	.07.	.08.	.09.
Retaguarda operacional											
Internação			BC P = 0								
Hospital-Dia			BC P = 0								
Pronto-Socorro			BC P = 0								
SADT externo											
Ambulatório	~P = 0										
Atenção psicossocial											
Atenção domiciliar	~P = 0										

SIGTAP
Subgrupos × Tipos de atendimento

Modelo GFACH (www.gfach.net.br) - Faturamento SUS (www.faturamentohospitalar.net.br)

Grupo		Subgrupo		Atenção domiciliar	Atenção psicossocial	Ambulatório	SADT externo	Pronto-Socorro	Hospital-Dia	Internação	Retaguarda operacional
Diagnósticos	.02.	.10.	Radiologia intervencionista								
		.11.	Métodos diagnósticos em especialidades								
		.12.	Diagnósticos e procedimentos em hemoterapia								
		.13.	Vigilância epidemiológica e ambiental								
		.14.	Diagnóstico por teste rápido	~P = 0		~P = 0	~P = 0	P = 0			
Procedimentos clínicos	.03.	.01.	Consultas, atendimentos e acompanhamentos	~P = 0		~P = 0					
		.02.	Fisioterapia	P = 0							
		.03.	Outros procedimentos								
		.04.	Oncologia								
		.05.	Nefrologia	P = 0							
		.06.	Hemoterapia								
		.07.	Tratamentos odontológicos	~P = 0		~P = 0					

SIGTAP
Subgrupos × Tipos de atendimento

Grupo		Subgrupo		Atenção domiciliar	Atenção psicossocial	Ambulatório	SADT externo	Pronto-Socorro	Hospital-Dia	Internação	Retaguarda operacional
			Modelo GFACH (www.gfach.net.br) - Faturamento SUS (www.faturamentohospitalar.net.br)	~P = 0							
Procedimentos clínicos .03.	.08.	Trat. lesões envenenamento/outras causas externas									
	.09.	Terapias especializadas									
	.10.	Parto e nascimento									
Procedimentos cirúrgicos .04.	.01.	Pequena cirurgia/Cir. pele, tecido ou mucosa									
	.02.	Glândulas endócrinas									
	.03.	Sistema nervoso central periférico									
	.04.	Vias aéreas sup./face/cabeça/pescoço									
	.05.	Aparelho da visão									
	.06.	Aparelho circulatório									
	.07.	Aparelho adigestivo/Anexos parede abdominal									
	.08.	Sistema osteomuscular									
	.09.	Aparelho geniturinário									

SIGTAP
Subgrupos × Tipos de atendimento

Modelo GFACH (www.gfach.net.br) - Faturamento SUS (www.faturamentohospitalar.net.br)

Grupo	Subgrupo		Retaguarda operacional	Internação	Hospital-Dia	Pronto-Socorro	SADT externo	Ambulatório	Atenção psicossocial	Atenção domiciliar
Procedimentos cirúrgicos .04.	Mama	.10.								
	Obstetrícia	.11.								
	Torácia	.12.								
	Reparadora	.13.								
	Bucomaxilofacial	.14.								P = 0
	Outras cirurgias	.15.								
	Oncológica	.16.								
	Anestesiologia	.17.								
	Nefrologia	.18.								
Transplante .05.	Coletas e exames para transplante	.01.								
	Avaliação morte encefálica	.02.								
	Ações relac. doações de órgãos e tecidos	.03.								
	Processamento de tecidos para transplante	.04.								

SIGTAP
Subgrupos × Tipos de atendimento

Grupo		Subgrupo		Retaguarda operacional	Internação	Hospital-Dia	Pronto-Socorro	SADT externo	Ambulatório	Atenção psicossocial	Atenção domiciliar
Transplante .05.	.05.	Transplante de órgãos, tecidos e células		■	■	■	■	■	■	■	■
	.06.	Acomp. intercorrências pós-transplante		■	■	■	■	■	■	■	■
Medicamentos .06.	.01.	Dispensação excepcional		■	■	■	■	■		■	■
	.02.	Estratégicos		■	■	■	■	■		■	■
	.03.	Âmbito hospitalar e urgência		■		■		■	■	■	■
	.04.	Especializados da assistência farmacêutica		■	■	■	■	■	■	■	■
OPME .07.	.01.	Não relacionados ao ato cirúrgico		■	■	■	■	■	■	■	■
	.02.	Relacionados ao ato cirúrgico		■	■	■	■	■	■	■	■
Complem. atenção à saúde .08.	.01.	Ações relacionadas ao estabelecimento		■		■	■	■		■	■
	.02.	Ações relacionadas ao atendimento		■	■	■	■	■	■	■	■
	.03.	Autorização e regulação		■	■	■	■	■	■	■	■

Modelo GFACH (www.gfach.net.br) - Faturamento SUS (www.faturamentohospitalar.net.br)

PRÁTICAS COMPLEMENTARES DE GESTÃO DO FATURAMENTO

É indiscutível que as regras e práticas para faturamento são de extrema complexidade e abrangência.

Para piorar o cenário, a cada dia são editadas novas regras e/ou adotadas novas práticas, sendo líquido e certo que se a gestão do faturamento não estiver estruturada para identificar mudanças e aplicar na sua rotina é punida com perda de receita.

Existe uma infinidade de práticas para se manter atualizado, mas especificamente algumas delas são muito úteis para que o gestor não seja surpreendido em situações desagradáveis.

BENCHMARKINGS

Participar de grupos de discussão e comparação de contas. Diferente do que possa parecer aos leigos, é mais importante estar atualizado com práticas do que com preços:

- Os preços geralmente são definidos em função da hotelaria hospitalar, ou da privilegiada localização geográfica do hospital, ou da demanda por suas especialidades. A gestão do faturamento e auditoria de contas hospitalares não tem muito o que fazer para melhorar preços;
- Mas as práticas geralmente independem da condição comercial favorável do hospital:
  - Não é raro um hospital descobrir que outros costumam lançar determinada taxa nas contas, que ele não costuma lançar. É muito comum o contrato prever uma determinada condição de lançamento da taxa e por mero desconhecimento de ser prática seu lançamento o hospital não aproveitar a oportunidade de receita correspondente.

O benchmarking é a melhor prática para identificar essas oportunidades.

Geralmente organizados por instituições neutras (nem hospitais, nem operadoras de planos de saúde, nem corretoras, nem empresas de auditoria) dão visibilidade ao hospital das práticas de formação das contas em outros hospitais do mercado.

Para ser viável, o benchmarking deve ser estruturado:

- Com a participação de um número mínimo de hospitais que permita produzir mapas demonstrativos sem expor o nome dos hospitais participantes, e dos pacientes e médicos das contas analisadas;
- Com base no fornecimento de contas hospitalares abertas, preferencialmente de atendimentos cirúrgicos, e de períodos de faturamento pré-definidos;
- Com foco em um número pré-definido de itens a serem analisados, uma vez que é inviável a comparação de todas as possibilidades de faturamento hospitalar.

Sendo o foco as práticas de formação das contas, não existe relevância em que os hospitais sejam do mesmo porte, especialidade etc. – basta que se refira ao mesmo sistema de financiamento para que o resultado seja relevante.

PREÂMBULO DAS TABELAS BRASÍNDICE E SIMPRO

Várias resoluções dos Conselhos Federais e Regionais de Medicina, Enfermagem, Farmácia, Fisioterapia, Psicologia, e tantas outras especialidades são editadas permanentemente, alterando regras e práticas de formação das contas hospitalares.

Não é viável pesquisar rotineiramente todas elas para verificar a existência de alguma ação a ser adotada.

E nem é viável esperar que os profissionais multidisciplinares avisem a administração quando alguma delas se refere à formação de contas, primeiro porque a maioria deles não consegue identificar quando uma resolução se relaciona com o tema, e segundo porque a maioria deles nem costuma tomar conhecimento destas resoluções.

Uma prática recomendável é ler o preâmbulo das Tabelas Brasindice e Simpro. Nesses preâmbulos, quando existe alguma resolução que tem alguma implicação com medicamentos e materiais descartáveis, a íntegra da resolução costuma ser reproduzida, ou pelo menos citada.

Para isso é necessário ler a versão impressa das tabelas:
- Geralmente o hospital faz uma assinatura eletrônica, com o objetivo de atualizar automaticamente os sistemas de faturamento;
- Se o gestor de faturamento se preocupar somente com isso

(a atualização dos preços no sistema) vai perder a oportunidade de ler o preâmbulo das tabelas, e consequentemente ser chamado à atenção de alguma movimentação importante de mercado que se refira a compra e venda de medicamentos e materiais.

PROGRAMAS DE CAPACITAÇÃO

Somadas às resoluções das entidades de classe, são comuns as edições de resoluções de outras entidades que alterar regras e práticas de faturamento:
- Do Ministério da Saúde, em especial da ANVISA e ANS;
- Das Secretarias de Saúde do Estado e do Município em que o hospital se localiza geograficamente;
- De conselhos de outras entidades representativas de classes, como exemplo:
  - CONASS – Conselho Nacional de Secretários de Saúde;
  - Federações de Hospitais.

Por consequência, infelizmente as equipes de faturamento e auditoria de contas ficam rapidamente desatualizadas se não estiverem inseridas em um cenário de atualização. Dada a cultura e o poder aquisitivo da população brasileira, esperar que o colaborador busque a atualização por conta própria não costuma trazer resultado. Especialmente nos hospitais privados, o custo do turn-over de pessoal acaba sendo mais custoso que o investimento em capacitação – nos hospitais públicos esta prática é inviável devido à estabilidade de emprego do funcionalismo.

A atualização dos profissionais envolvidos na cadeia de faturamento e auditoria de contas é uma questão de sobrevivência, uma vez que quanto menos atualizada estiver a equipe envolvida, maior será a perda de faturamento. As duas práticas mais comuns e de maior resultado prático são:
- Fomentar a participação de congressos com foco específico no tema;
- Periodicamente organizar treinamentos práticos.

Capítulo 4

Considerações Finais

INFORMAÇÃO HOSPITALAR

A informação no ambiente hospitalar é muito ruim.

Quem não conhece a realidade se ilude com propagandas de hospitais onde o prontuário do paciente é totalmente eletrônico, as informações assistenciais são perfeitas e é possível tomar qualquer tipo de decisão baseado em rotinas e processos muito bem estruturados.

Nos últimos anos tive a oportunidade de visitar mais de cem hospitais privados e públicos. Como as minhas visitas não eram para a área de marketing mostrar o hospital – foram visitas devidos aos projetos de consultoria – tive contato direto com o nível mais operacional dos processos nas áreas assistenciais (internação, UTI, centro cirúrgico, ambulatório, pronto-socorro etc.), de retaguarda assistencial (farmácia, nutrição, lavanderia, manutenção etc.), e de retaguarda administrativa (financeiro, controladoria, suprimentos etc.).

Infelizmente, a propaganda que os hospitais fazem não tem nada a ver com o que se pratica.

A assistência ao paciente no Brasil depende fundamentalmente do profissional. O prontuário eletrônico na maioria absoluta dos hospitais é apenas a migração do rabisco que era feito nas anotações do papel para o meio eletrônico, e em boa parte dos casos a facilidade do profissional em copiar e colar informações diminuiu sensivelmente a qualidade da informação que estava no papel !

Obter do prontuário, seja em papel ou eletrônico, as informações necessárias para faturar uma conta é uma aventura:
- Formulários sem identificação do profissional – falta de carimbo e assinatura;
- Registros eletrônicos com clara identificação errada – todas as prescrições de uma unidade de uma semana inteira com a identificação do mesmo profissional – como se ele estivesse presente todas as horas de todos os dias de uma semana inteira;
- Formulários e registros eletrônicos com campos sem preenchimento, ou com "..." em campos obrigatórios;
- Diagnósticos completamente incompatíveis com o procedimento, ou ausência de diagnóstico;
- Prescrições de vários dias para um paciente, sem uma única linha de evolução;
- Erro, inexatidão ou troca de nome, sexo, idade, peso, e outros dados demográficos do paciente.

Quando discutimos aqui regras e práticas do mercado para faturar, e as falhas que existem na formação das contas, quem não conhece a realidade da informação hospitalar fica com a falsa impressão que os faturistas, analistas de contas e auditores são incompetentes.

É justamente o contrário. Se as contas fossem formadas apenas com base nos registros dos atendimentos, os hospitais estariam mendigando doações para poder pagar suas contas – os profissionais envolvidos no processo de formação e auditoria de contas fazem milagres para apresentar contas consistentes.

Se tivessem formação mais específica, e constante atualização certamente fariam muito mais. Como não têm, evidentemente fazem aquilo que está dentro dos limites da sua competência técnica e operacional.

INTEGRAÇÃO DOS PROCESSOS ASSISTENCIAIS E DE RETAGUARDA ADMINISTRATIVA E ASSISTENCIAL

Os hospitais ainda estão "engatinhando" na integração dos controles de integração dos processos assistenciais e da retaguarda administrativa e assistencial.

Com todo o aparato de informática disponível atualmente, ainda existem hospitais em que o controle de consumo de insumos se dá contando embalagens que são depositadas em baldes. E não são poucos, como a maioria das pessoas pode imaginar.

O mundo ideal desenha processos hospitalares, por exemplo, em que:

- O médico prescreve o medicamento no computador;
- A farmácia tria e dispensa sem papel;
- A enfermagem ministra e checa a prescrição sem papel;
- Ao dispensar na farmácia o almoxarifado dispensa a reposição de estoque da farmácia, sem papel;
- E o sistema registra a rastreabilidade do medicamento.

Quando somente isso funciona desta forma nos hospitais, consideramos um grande avanço. Mas em 2016, em quase 100 % dos hospitais brasileiros nem mesmo isso funciona desta forma, mesmo quando existe o mesmo sistema nas áreas citadas!

Como os controles de integração na realidade não são efetivos, sempre recomendo que o processo de faturamento e auditoria de contas não dependa desta integração para existir. E justificamos.

Quantos problemas por dia pode-se ter se não for executado o processo de rastreabilidade de medicamentos?

Provavelmente a resposta para a pergunta é 0 %. Se aumentar o período (por semana, por mês, por ano) provavelmente a resposta vai continuar sendo 0 %, ou muito próximo disso.

Mas quantos problemas por dia pode-se ter se não for executado o processo de formação de contas?

A resposta é 100 %. Por isso recomendamos que se houver necessidade de integrar processos, os demais processos devem se integrar ao do faturamento e auditoria de contas e nunca o inverso.

Os processos e controles relacionados ao faturamento podem, e devem, até serem redundantes se for o caso, mas nunca dependentes de processos que não tem a mesma criticidade.

IMPLANTAÇÃO DOS SISTEMAS HOSPITALARES

Também infelizmente, os sistemas hospitalares são implantados de forma totalmente inadequada.

Em um ambiente onde os processos são tão integrados, o planejamento da implantação exige uma grande equipe multidisciplinar de consultores atuando simultaneamente nas diversas áreas multidisciplinares do hospital para que a parametrização e os ajustes em processos se viabilizem.

Como alocar consultores de implantação é caro os hospitais acabam optando pelo treinamento de multiplicadores – pessoas do próprio hospital – para disseminar os novos processos no hospital. O fracasso é certo!

É comum observar o mesmo sistema do mesmo fornecedor implantado de forma totalmente diferente em hospitais distintos. Ao analisar o sistema, ele atende as necessidades dos dois hospitais e sobram funcionalidades em relação ao que se necessita – mas ao conversar com os usuários, todos são unânimes em reclamar de alguma coisa.

Todos os recursos aqui citados que podem maximizar a receita hospitalar estão presentes em todos os grandes sistemas do mercado, mas é raro ver um hospital fazendo pleno uso de um recurso, porque não estão parametrizados adequadamente.

A recomendação quando deparamos com estas situações é sempre a mesma: agora que vocês implantaram o sistema e o maior custo da implantação já passou, contrate novamente a empresa para reimplantar os processos de faturamento – o que você vai ganhar com o aumento de receita vai pagar o custo da contratação e vai sobrar troco para comprar um tomógrafo novo!

Fica a ressalva que existem alguns fornecedores de bons sistemas no mercado, que por incrível que pareça não possui consultores adequados para implantação. Isso ocorre principalmente quando o fornecedor é brasileiro mas o sistema é estrangeiro: não que o sistema seja ruim, mas eventualmente os consultores são treinados ou liderados por pessoas que não estão acostumados com a realidade da cultura hospitalar do Brasil, e pensam que vão conseguir implantar um sistema aqui da mesma forma como implantaram em países do primeiro mundo.

Fica também a ressalva de que a parametrização depende mais do conhecimento da equipe interna do hospital em relação aos seus produtos e particularidades do que da equipe do fornecedor que, uma vez sabendo o que se deve fazer, sabe como parametrizar o sistema da melhor forma. Se a equipe interna não consegue definir exatamente o que é necessário fazer, não se deve perder tempo e dinheiro com a consultoria externa.

E finalmente fica a recomendação de que trocar um sistema, especialmente o de faturamento, é uma decisão de altíssimo risco. No Brasil são públicos e notórios casos de hospitais que trocaram seu sistema central e ficaram alguns meses sem conseguir faturar um único centavo. E a relação dos hospitais com as fontes pagadoras não costuma ser amigável a ponto de haver tempo suplementar para apresentação de contas – uma situação destas é prejuízo líquido e certo!

DESAFIO DA APROXIMAÇÃO COM AS ÁREAS HOSPITALARES

O Faturamento e Auditoria de Contas Hospitalares não são áreas que gozam de boa visibilidade junto às demais áreas hospitalares, especialmente as que são formadas por profissionais assistenciais, e muito especialmente em hospitais públicos.

São vistos como profissionais da burocracia que existem para pedir o preenchimento de formulários que eles mesmos deveriam preencher!

Essa opinião se forma principalmente porque as outras áreas desconhecem completamente a missão e o desafio de compor contas com base nos registros existentes. Costumo dizer que se houver habilidade por parte da administração em mostrar aos profissionais assistenciais como os prontuários dos pacientes podem prejudicá-los se houver uma demanda judicial, já é o bastante para que o nível de qualidade aumente sensivelmente. Não apresentar em forma de crítica, mas em forma de conselho: a informação é o seu maior protetor caso aconteça alguma desgraça.

Para melhorar o processo de faturamento é necessário que a estrutura de formação das contas se aproxime das áreas hospitalares que geram a informação: agendamento, recepção, enfermagem, secretarias das unidades, farmácia etc.

Com relação ao agendamento e recepção, é fundamental que os registros tenham qualidade logo no início, e assim vão sendo base para que as informações seguintes continuem sendo geradas de forma consistente, caso contrário os erros vão se acumulando e deteriorando o prontuário como um todo a cada passo seguinte da cadeia de atendimento do paciente.

Uma prática comum é promover um "rodízio" de funcionários do faturamento e auditoria com os funcionários dessas áreas, especialmente os de menor experiência. Por exemplo: um funcionário do faturamento vai fazer um "estágio" no agendamento, na recepção, e vice-versa. Assim, o colaborador do nível mais operacional consegue entender na prática como aquilo que faz depende da atividade do outro, e as dificuldades que cada um tem para cumprir sua missão na cadeia de valores.

Nas áreas assistenciais, esse "rodízio" nem sempre é viável – só é possível se a área assistencial possui alguma espécie de auxiliar administrativo. Nesse caso, o "rodízio" também é muito útil, vai trazer resultados, mas não vai sensibilizar o profissional assistencial propriamente dito, primeiro porque por mais integrado que este tipo de colaborador esteja na área, sempre é um "ser estranho" para o médico, enfermagem, fisioterapia etc., porque "não fala a língua deles". A linguagem assistencial, a rotina de trabalho, a escala de trabalho, a vocação... tudo que se relaciona com o profissional assistencial "é outro mundo" quando comparamos com "o mundo" administrativo-financeiro.

Para as áreas assistenciais a figura do médico auditor e do enfermeiro auditor é uma excelente opção de elo de ligação – eles "fala a mesma língua" deles!

Esse elo de ligação pode ser exercitado de várias formas. Exemplos:
- Apresentações, encontros, reuniões técnicas para demonstrar o trabalho deles. Sim, o trabalho dos médicos e enfermeiros auditores tem especial interesse dos demais profissionais como alternativa de carreira, e ao apresentar sua rotina de trabalho ao mesmo tempo que supre a curiosidade das pessoas sobre a profissão, acaba sensibilizando esses profissionais sobre como podem auxiliar na missão de formação adequada das contas hospitalares;
- Painéis de evolução das glosas. Preferencialmente, esses painéis devem apresentar em conjunto a evolução das "não conformidades" dos registros nos programas de cer-

tificação da qualidade, ou seja, se forem painéis desenvolvidos em conjunto pela auditoria de contas e a gestão da qualidade o resultado é muito melhor. O maior cuidado na preparação dos painéis é o de não identificar diretamente os profissionais – se as apresentações tomam a forma de uma "caça às bruxas" o resultado pode ser completamente o contrário do que se espera. Nenhuma pessoa gosta de ser "cobrada" ou comparada em público;
- Cursos rápidos sobre Tabelas de Preços (CBHPM, Brasíndice, e Simpro). Não é necessário ser nada muito bem elaborado – coisa simples apresentando a tabela, para que serve, como se calcula o preço de um exame. Os profissionais assistenciais têm extrema curiosidade em conhecer o assunto que está tão relacionado a profissão deles, e geralmente não têm oportunidade de fazer.

O "rodízio" também é muito recomendável com a administração da farmácia, serviço de nutrição e dietética, secretaria do laboratório, secretaria da radiologia geral etc. Deixe seu funcionário lá alguns dias, e peça para o gestor destas unidades para deixar um funcionário deles dentro do faturamento ou auditoria – o resultado, posso lhe assegurar, é absolutamente gigantesco e seguro – as informações vão fluir com muito mais rapidez e qualidade.

Embora fuja do ambiente hospitalar, também é uma boa prática a integração dos colaboradores do hospital com as pessoas de contato das fontes pagadoras: operadoras de planos de saúde, órgão gestor do SUS, secretaria da saúde.

Como hospital e operadora só se comunicam um para cobrar o outro de alguma coisa que não é automática (via sistema) o funcionário daqui tende a pensar que o de lá sempre está disposto a levar vantagem, dificultar etc.

Ao promover visitas dos colaboradores das áreas de faturamento, auditoria de contas, autorizações etc., nas áreas de credenciamento e autorizações das fontes pagadoras, pessoas que se falam por telefone e e-mail há anos, conhecendo-se pessoalmente, passam a se tratar com mais cordialidade e simplificar algumas coisas que tradicionalmente sempre foram muito difíceis. O importante nesta integração é não transformar as visitas em "sessões de reclamação" – combinar que ninguém vai levar processos parados, casos em discussão, provas de que o outro está devendo um monte de coisas: a visita deve ser para o anfitrião apresentar sua empresa e sua rotina... apenas isso.

ESTRUTURA DE FATURAMENTO E AUDITORIA DE CONTAS HOSPITALARES

Por fim, é importante citar que na maioria dos hospitais a estrutura de faturamento e auditoria de contas é pouco reconhecida e inadequada.

Essa afirmação é justificável facilmente ao avaliar a localização destes departamentos – retirada, e muitas vezes até insalubres. Chega a ser cômico verificar que o departamento responsável por realizar a receita hospitalar muitas vezes nem é conhecido pela maioria absoluta dos profissionais que trabalha no hospital.

O desafio do Gestor do Faturamento e do Gestor da Auditoria de Contas é grande, e entre todas as dificuldades aqui expostas, gostaria de chamar a atenção para 2 coisas que nunca podem sair da agenda deles.

- 1ª – Se a própria estrutura de faturamento e auditoria de contas hospitalares não empenhar parte do seu tempo para melhorar as condições de trabalho, ninguém vai fazer isso por elas!

Existem duas vertentes bem distintas na gestão do faturamento e auditoria de contas: a rotina e a melhoria.

ROTINA

Milhares de contas devem ser fechadas, têm prazos que não podem ser descumpridos, têm pendências que necessitam ser resolvidas, falta funcionário, o sistema não ajuda, as informações são ruins, o chefe não entende a dificuldade, a fonte pagadora está dificultando o trabalho...

Hospital não tem férias coletivas, e geralmente a sazonalidade é muito pequena: as variações no volume de atendimento são pequenas durante o ano. Isso significa que o "inferno" dramatizado acima "frita" a rotina o ano todo, sem descanso.

Nenhum departamento de faturamento e de auditoria de contas escapa dessa rotina.

A maior parte da estrutura desses departamentos deve estar dimensionada para suportar os processos sem interrupção – "fazer a fila andar".

MELHORIA

A própria estrutura de faturamento e auditoria de contas, em especial o gestor de cada área, precisa separar uma parte do seu tempo para tentar melhorar alguma coisa do processo, se aproximando das demais áreas e aproveitando todo o tipo de ajuda que alguém puder dar.

Se ele (o gestor) não destinar pare do seu tempo para melhorar este "inferno" que é a rotina do seu departamento, a tendência é que ela piore a cada dia. O ditado que diz que o tempo conserta tudo não vale para o este – acredite.

Tudo que foi discutido e sugerido neste trabalho para ser implementado depende fundamentalmente da disposição e postura dele em tentar fazer com que aconteça. Se não houver esta disposição e iniciativa por parte do gestor da própria área, nada do que foi apresentado aqui vai valer para alguma coisa.

Se ele não quiser melhorar porque para ele, pessoalmente, não está tão ruim assim, deve pensar nos colaboradores que trabalham no departamento dele:

- É justo que eles façam sempre as mesmas atividades, indefinidamente repetitivas, milhares de vezes por mês?
- É correto ter alguém no seu departamento classificando manualmente, ou contando documentos, para anotar em forma de "pauzinhos de contagem" em algum formulário, para realizar lançamentos em um sistema?
- É correto existir processos que insiram mecanicamente um registro em 100 % das contas, ou apagar mecanicamente um registro em 100 % das contas?
- Acha sinceramente que um faturista vai ler textos, seja em papel ou no prontuário eletrônico, de milhares de prontuários de pacientes e conseguir identificar com precisão algum lançamento para conta?

Posso assegurar: o que o gestor do faturamento e o gestor da auditoria de contas vê seus funcionários fazerem ninguém no hospital chega a desconfiar que alguém possa fazer em algum lugar !

Portanto, ninguém além deles vai "mudar isso", porque "isso" não existe para ninguém além deles dentro do ambiente hospitalar.

- 2ª – O sistema está errado !

Após mais de 20 anos trabalhando em hospitais, parte deles como CIO de um dos maiores e mais conceituados hospitais do mundo, posso garantir: o sistema está errado, porque é impossível mantê-lo corretamente atualizado com os milhões de parâmetros exigidos pelo os sistemas de financiamento brasileiros (SUS e Saúde Suplementar).

Talvez nunca tenha parado para pensar nisso – eu já parei para contar: um pequeno hospital de 100 leitos, que atua somente na saúde suplementar, com ambulatório e internação cirúrgica, tem em seu processo de formação, auditoria, remessa e glosas nas contas mais de 2 milhões e meio de regras comerciais entre preços, coberturas, cronogramas etc.

Se o hospital oferta mais tipos de atendimento, se atende tanto SUS como Saúde Suplementar... a quantidade de regras comerciais vai crescendo <u>exponencialmente</u>.

Se confia que essas informações estão 100% corretas, está cometendo um grande engano.

Evidentemente, não estou sugerindo que a cada conta seja feita a verificação item a item do que está no sistema em relação ao que está no contrato – se fosse para fazer isso seria mais viável que o sistema não existisse, e sabemos que sem sistema praticamente nenhum hospital funciona.

Mas na atividade de gestão do faturamento e de auditoria de contas é necessário separar um tempo para avaliar essa parametrização – por amostragem.

A técnica é listar os itens de maior frequência e valor e periodicamente aferir os parâmetros do sistema para verificar se estão corretos ou se necessitam de ajustes. E conforme as melhorias vão reduzindo as atividades de rotina, ir estendendo a lista um pouco mais.

Nunca deve sair da mente do gestor que um preço parametrizado a menor, um *kit* parametrizado faltando um item, um código que está sendo frequentemente lançado e tem preço menor que outro com preço maior que pode ser lançado no lugar dele... enfim, toda parametrização que esteja formando a conta com valor menor... nunca será apontado em auditorias.

E raramente o auditor interno consegue "pescar" alguma coisa disso – em geral o foco da auditoria durante o processo de pré-análise e auditoria local é a compatibilidade do lançamento – a exatidão do preço e a oportunidade acaba ficando para segundo plano (quando fica). A regra é o hospital ficar permanentemente desperdiçando receita em função disso.

E quando for delegar atividades entre seus colaboradores, especialmente a de parametrização do sistema, se for possível nem delegue se não tiver certeza que a pessoa tem base de conhecimento suficiente para fazer isso.

O custo do tempo adicional que vai gastar na parametrização é compensado milhares de vezes em relação ao que será realizado em receita.

A QUALIDADE E AS CONTAS HOSPITALARES

Ministro cursos sobre temas relacionados à administração hospitalar, sempre com foco na necessidade do conhecimento do administrador no tema, como descrito aqui neste trabalho, e não com o foco detalhista que o especialista necessita.

Não citei aqui, por exemplo, instruções de como preencher uma Guia TISS, como preencher uma AIH, uma BPA etc., porque o foco é o gestor e não o especialista. Com esse foco, ministro aulas de gestão de projetos, projetos e contratos, custos e até de Microsoft Excel ®. Não tenho a pretensão de ensinar o especialista a fazer sua atividade fim, apenas de compartilhar experiências de gestão da sua atividade sob o ponto de vista do administrador hospitalar, como foi feito aqui.

Gostaria de finalizar enfatizando a necessidade da gestão do faturamento e auditoria de contas ser feita com qualidade, utilizando a essência do significado da palavra qualidade: "modo de ser".

Na prática, qualidade é a capacidade que temos de fazer as coisas sempre da mesma forma. Ao observar um programa de certificação da qualidade, notamos que o auditor da certificação, seja ela qual for, segue um rito comum:

- Pergunta como fazemos as coisas. Quer ver o padrão (a Política, o POP, o ROT que descreve "o como");
- Questiona se as pessoas que estão designadas para fazer as coisas estão credenciadas e capacitadas para fazê-las. Quer ver a comprovação do registro dos profissionais, formação acadêmica etc.;
- Cerifica se temos evidências (provas) de que fazemos as coisas dessa maneira.

E tempo: o próprio rito do auditor segue essa rotina de certificação quando a sua empresa se habilita a fazer certificação!

O pano de fundo de tudo que foi discutido aqui é prover o macroprocesso de faturamento e auditoria de contas hospitalares de qualidade.

Citamos a necessidade de basear os lançamentos em padrões, especialmente a criação de *kits* associados aos POPs e ROTs. É recomendável que o próprio *kit* seja um ROT, e esteja catalogado no próprio repositório de documentos do programa de qualidade – não pode ficar confinado na pasta do chefe do departamento, escondido em algum lugar inacessível, sob a alegação que houve um investimento para desenvolvê-lo e é necessário escondê-lo. Quanto mais pessoas tiverem acesso ao *kit*, maior a chance de alguém apontar algum erro, ou melhoria.

Citamos a necessidade de manter as pessoas atualizadas, em programas de capacitação o segundo questionamento da certificação da qualidade tem a ver com isso. Como profissional da área de ensino, tenho uma recomendação importante a fazer:

- A indústria do ensino, infelizmente, utiliza-se de artifícios de marketing para vender seus cursos, como qualquer outro segmento de mercado o faz;
- É importante, antes de empenhar recursos em treinamentos, identificar claramente se ele realmente é útil para a rotina de trabalho do seu departamento e equipe. Por exemplo:
  - Se está sentindo a dificuldade no preenchimento de guias e alimentação de sistemas de operadoras, o curso deve abordar especificamente isso e preferencialmente os participantes devem ser do nível operacional que realiza estas atividades;

- Se o curso for mais abrangente do que o nível de absorção dos participantes pode assimilar, ou se eles nunca vão aplicar os conceitos, ou sua atividade não tem nenhum relacionamento com aquilo é puro desperdício de recursos que vão fazer falta em outros eventos da gestão;

Não devemos nos impressionar com chamadas inovadoras, que despertam a atenção, mas não tem aplicação prática. Por exemplo:
- "Six Sigma aplicado na apuração do índice de glosas". Um curso como este teria como fundo temático o LEAN (os 7 desperdícios), e chama a atenção porque invoca uma dificuldade comum da área de auditoria que é tabular porcentuais de glosas;
- Mas se esse curso existir vai ser desenvolvido em uma base conceitual (o LEAN) que exige que o participante já domine, para então discorrer sobre a sua aplicação ao objetivo citado;
- É pouco provável que seja aplicado com sucesso na prática, sobretudo no ambiente hospitalar, que já desenhamos com sendo o que não privilegia a qualidade das informações.

E, por fim, citamos a necessidade das evidências objetivas no processo de formação das contas. É esperado que a estrutura de faturamento e auditoria de contas jamais peque pela falta de provas relacionadas aos lançamentos. Citamos que a prova fundamental são os registros do prontuário, seja em papel, seja eletrônico, mas que a associação dos lançamentos aos POPs e ROTs viabiliza muitas situações de difícil solução quando adotado outro caminho.

A qualidade da estrutura de faturamento e auditoria de contas está sempre sendo colocada a prova.

E os departamentos de faturamento e auditoria de contas que se organizam de modo a realizar seus controles com base nos conceitos de qualidade acabam obtendo benefícios adicionais que qualquer programa de qualidade ajuda a resolver:

Reduz a dependência do processo em relação às pessoas – o turn-over é melhor absorvido;

Agiliza as eventuais mudanças do processo – ao identificar a necessidade de mudança, ajustando o processo padronizado a mudança do processo fica facilitada.

Quando a gestão dos processos de faturamento e auditoria de contas estão aderentes aos conceitos de controle da qualidade, a visão que os outros departamentos internos do hospital, e a visão que a fonte pagadora passa a ter das áreas que rotineiramente se relaciona com ela é muito diferente (melhor) da visão que se tem de um departamento não aderente a estes conceitos.

Tal qual quando se refere aos processos assistenciais, a visão de excelência das rotinas de faturamento e auditoria de contas está mais diretamente relacionada com a organização destes processos, do que com a forma técnica como eles são realizados.

Índice Remissivo

A

Abrangência das contas, 29
   complementar, 30
   parcial, 29
   particular diferença, 30
   total, 29
Ação(ões)
   Complementares de Atenção à Saúde, 42
   de Promoção à Saúde, 32, 33
Agendamento, 3, 15
Ajuste na conta, 13
Ambulatório Saúde Suplementar, 22
   lançamentos dos atendimentos em, 23
Apresentação das contas, 25
Atenção psicossocial, 127

Atendimento
   a distância, 120
   ambulatorial, 128
   domiciliar, 127
   tipo externo, registro de, 17
Autorização
   de Internação Hospitalar, 50
   de Procedimento Ambulatorial, 49
      de Alta Complexidade, 26
   para Internação Hospitalar, 26

B

Benchmarkings, 136
Boletim de Produção Ambulatorial (BPA), 26
   Consolidado, 49
   Individualizado, 49

C

Circulação extracorpórea, monitoramento de, 44
Compatibilidade, mapa resumo de, 130
Componentes humanos, 73
Condição de exceção, 77
Consolidação da conta, 10
Conta(s)
  aberta, 27
  ajuste na, 13
  apresentação das
    abrangência, 29
    tipos, 25
  consolidação da, 10
  controle das, 2
  formação das, 3
    apresentação das contas, 25
    controle do fluxo, 4
    foco, 14
    lançamento nas contas, 31
    obrigações implícitas, 15
    origem da receita, 15
  gorda, geração da, 10
  lançamentos na, 7
    automáticos, 7
    manuais, 7
    semiautomáticos, 7
  resumida, 27
  saúde suplementar, 27
  "suja", 13

SUS, 25
Controle
  de atendimento, 6
  de conta, 6
  do fluxo
    abertura do prontuário administrativo, 5
    ajustes na conta, 13
    consolidação da conta, 10
    eliminação de pendências, 8
    lançamento na conta, 7
    pré-análise, 11
  do fluxo, 4
    de atividades, 4

D

Departamento de faturamento hospitalar, características, 1
Diagnósticos, 33
Diária
  de acompanhante, 43
  de permanência a maior, 43
  em UTI, 43
  hospitalar, 60

E

Erro sistêmico, 12

F

Faturamento
  estrutura da, 11
  hospitalar, 1

Fluxo
    controle do, 4
    de Caixa Hospitalar, 48
Foco do faturamento, 14
Fundo de Ações Estratégicas e Compensação (FAEC), 47

G

Gases, 65
Geração
    "da conta gorda", 11
    de contas, 10
Gestão
    de auditoria de contas
        processo, 89
        recurso de glosa, 112
    do faturamento
        hospitalar, 1-87
            controle das contas, 2
            lançamento nas contas, 31
            práticas complementares de, 136
    dos(de) lançamentos
        nota de débito, 80
        check-list, 80
        kit, 80
        nota de débito, 80
        saúde suplementar, 78
        SUS, 79
Guia
    baseado na Tabela SIGTAP, 126
    de gestão das contas hospitalares, 119
    associação tipos de atendimento × sistema de financiamento, 119
    de lançamentos, 119
    práticas complementares de gestão do faturamento, 136

H

Honorário médico, do procedimento, 66, 67
Hospital-dia, 121, 128

I

Incremento, 47
Informação hospitalar, 139
Insumos, 70
Integração dos processos assistenciais e de retaguarda administrativa e assistencial, 140
Internação, 16, 121, 129
    cirúrgica
        Saúde Suplementar, 19
        SUS, 18
    clínica, 21

L

Lançamento(s)
    gestão dos, 77
    nas contas

característica da Tabela SIGTAP, 44
hierarquia das regras, 58
processo assistencial de internação cirúrgica na saúde suplementar define, 20
regras e práticas da saúde suplementar, 57
regras SUS, 31
que serão registrados na AIH, processo assistencial de internação cirúrgica no SUS define, 19
referência para, 122-126

M

MAC (Médica e Alta Complexidade), 47
Macroprocesso
de assistência ao paciente, 2
de faturamento, 2
de formação das contas hospitalares
esquema, 3
Margem de OPME, 76
Material, taxa de manipulação de, 76
Média e Alta Complexidade (MAC), 47
Medicamento, 39
taxa de manipulação de, 76
Mutirão, 47

N

Nota de débito, 82

O

Obrigações implícitas, 15
OPME, 40, 74

P

Pacotes, 28, 76, 77
Parto, 43
Pendência eliminação de, 8
Piso da Atenção Básica (PAB), 47
fixo, 47
variável, 47
Políticas, 87
Pré-análise, 11
Preço, 48
cálculo pela Tabela CBHPM, 57
Procedimento(s)
cirúrgicos, 36
clínicos, 35
"Gerenciado", 28
operacional padronizado, 8, 87
Processo
assistencial de internação cirúrgica no SUS, 19
de faturamento, 5, 75
Faturamento-Auditoria-Glosa, 28

Programa
   de capacitação, 138
   de qualidade, 85
Pronto-atendimento, 120
Pronto-socorro, 120
   saúde suplementar, 22
      lançamentos dos atendimentos em, 23
   SUS, 22
      lançamentos dos atendimentos em, 22
Prontuário
   administrativo, abertura do, 5
   contábil, 6

Q

Qualidade e as contas hospitalares, 149

R

Receita, origem da, 15, 120
Registro
   civil, incentivo ao, 43
   das Ações Ambulatoriais de Saúde, 50
   de atendimento tipo externo, 17
"Relação de desconfiança mútua", 89
Rotinas, 87

S

SADT
   atendimento
      na saúde suplementar, 24
      no SUS, 24
   exames, 68
SADT (Serviço de Apoio ao Diagnóstico e Terapia), 114, 121
   exames, 68
   procedimentos terapêuticos, 69
SIA, ver Sistema de informações ambulatoriais
SIGTAP, subgrupos × tipos de atendimento, 130-135
SIH, ver Sistema de informações hospitalares
Sistema
   de informações ambulatoriais, 26
   de informações hospitalares, 26
   hospitalares, implantação dos, 141
Subfaturamento, 5

T

Tabela
   Brasíndice, 71, 137
   CBHPM, cálculo do preço pela, 57
   SIGTAP, 31, 2

ações complementares de atenção em saúde, 42
ações de promoção à saúde, 32
características, 44
diagnósticos, 33
medicamentos, 39
OPME, 40
procedimentos cirúrgicos, 36
procedimentos clínicos, 35
transplantes, 38
SIMPRO, 137
Taxa(s)
administrativa, 76
de manipulação de material, 76
de medicamento, 76
de sala, 79
de uso de equipamento, 62
hospitalares, 76
multidisciplinar, 64

U

Unidade
de internação, 19, 60
semi-intensiva, 61
de terapia intensiva, 60

V

Vigilância em saúde, 32